JN245958

医師・医療者が知っておきたい子ども虐待

編著 山口 有紗

Kinpodo

はじめに

「助けてって言っても、変わらなかった。自分でなんとかするしかないって思った。」

児童相談所で出会った子どもの言葉です。その子は繰り返しの虐待の中で、学校や医療機関などで、不登校や心身の不調を訴えていました。けれども、その背景はなかなか気づかれないまま、いつしか自分のことを傷つけるようになり、繁華街を出入りするようになります。

「虐待を受けた子どもの診療をすることはほぼないのですが、知っておいた方がいいと思いまして。」

これは、私が虐待とネグレクトについての講演の依頼を受けた際に、医療者の方からいただいた言葉です。果たして、そうでしょうか。

子ども時代に、虐待やネグレクトなどの逆境的な体験のある人は、日本の統計でも 3 人に 1 人といわれています。医療機関で、ある人が 10 人の子どもに出会うとしたら、そのうちの数人は、何らかの傷つきの体験をしている子どもであるということです。さらに、その養育者の方も含めれば、その数はもっと増えます。

私たちは、出会っているのです。「医療機関における子ども虐待とネグレクト」は必ずしも、身体的虐待の結果に外傷のある子どもの診療や、ネグレクトの結果として体重が標準よりも小さい子どもの診療だけを指すのではありません。子どもや養育者の方の声にならないサインや心身の不調、人間関係のしんどさの背景にある虐待やネグレクトに、私たちはきっと出会っています。心の中でちょっとした違和感を覚えていることもあるはずです。

本書には、主に医療者の方を対象として、子どもの虐待とネグレクトをどのようにとらえ、アセスメントし、ケアしたらいいか、ということをまとめました。特に、単に子どもの虐待とネグレクトに気づき、何らかの状態を診断し治療するという医学的なモデルを超えて、そもそも子どもの虐待やネグレクトが、子どもの権利とウェルビーイングの視点でどのような意味を持つのか、そして私たちのまなざしと振る舞いはどうあるべきか、ということに焦点を当てました。

記述の中には、虐待やネグレクトについての具体的な内容が書かれているものもあります。読んでいて、色々なことを考えたり思い出したりして、しんどくな

ることがあるかもしれません。それは皆さんにとってのとても大切なサインです。ぜひ、ご自身にとって無理のないペースで、時々休憩も取りながら、読み進めていただけたら幸いです。

　本書をまとめた自分自身も、小児科の研修医のとき、当直で気になるご家庭に出会いましたが、何もできなかった苦い記憶があります。現在は、療育センターや児童相談所などで子どもに出会いながら、研究機関や国の機関にも関わっていますが、今でも、何の身動きも取れずに、無力感に打ちのめされることもあります。一人の母親として、わかっていてもできない葛藤を抱く中で専門家の言葉に傷つくこと、子どもに手を挙げそうになってトイレでクールダウンして戻ってきても目の前の状況が何も変わっていなくて絶望することも、たびたびあります。

　私たちは誰しもが不完全な存在です。それでも、というかだからこそ、すべての人にとって、虐待やネグレクトが誰にでも起こり得ることだと知り、そのサインと対処方法を知っておくことで、すべての子どもたちの権利を保障するために力を合わせられると思うのです。

　本書が今日の皆さんにとって、少しでも役に立つものであることを願っています。

子どもと養育者の方たちへの敬意と感謝とともに

2025 年 3 月

山口　有紗

目　次

第1章　子ども虐待・ネグレクトについて、今わかっていること・行われていること …………… 1

1　ウェルビーイングを形づくるもの
　〜子どもの権利の視点から ………………………… 山口　有紗 ……… 2
　　1　子どもの権利の視点 ……………………………………………… 3
　　2　エコロジカルモデルの視点 ……………………………………… 5
　　3　子どもの発達に不可欠な要素の視点 …………………………… 6
2　子ども虐待とは何か ……………………………… 山口　有紗とは 8
3　どのくらいの子どもが影響を受けているのか ……… 山口　有紗 11
4　子どもの虐待とネグレクトに関わる政策 …………… 山口　有紗 15
　　1　虐待の社会問題化と法律の制定 ………………………………… 17
　　2　対症療法の充実 …………………………………………………… 17
　　3　子どもの権利と予防的アプローチの萌ばえ …………………… 17
　　4　子どもの最善の利益と子どもの声 ……………………………… 18
　　5　こども家庭庁とこども基本法 …………………………………… 19

第2章　なぜ子ども虐待・ネグレクトに医療者が関わるのか ………………… 21

1　子ども虐待とネグレクトに関わる因子 …………… 山口　有紗 ……… 22
2　アタッチメントと発達 ……………………………… 山口　有紗 27
3　子ども虐待のライフコースへの影響〜子ども時代の逆境的体験と
　保護的体験に関わる研究 …………………………… 山口　有紗 33
　　1　子ども虐待の短期的な影響 ……………………………………… 34
　　2　子ども時代の逆境的体験がライフコースを通して
　　　およぼす影響 ……………………………………………………… 34
　　3　傷つきの中で育つこと …………………………………………… 36
　　4　社会全体へ経済的な影響 ………………………………………… 38
　　5　リスクからレジリエンスへ〜子ども時代のポジティブな体験 ……… 39

4 医療と子ども虐待・ネグレクト
　〜なぜ医療者が子ども虐待に関わるのか……………… 山口　有紗……… 43
　　1 虐待とネグレクトの予防 ……………………………………… 43
　　2 虐待とネグレクトへの気づきとケア ……………………… 45
　　3 虐待とネグレクトを受けた後の中長期的なケア ……………… 46

第3章　子ども虐待の診断と治療……………………………49

1 子ども虐待の診断 ……………………………… 奥山　眞紀子……… 50
　　1 通常の診断との相違 ………………………………………… 50
　　2 虐待を疑う ……………………………………………… 51
　　3 子ども虐待・ネグレクトを疑ったときの診察 ……………… 52
　　4 疑わしきは行動を起こす ………………………………… 53
　　5 子ども虐待を疑ったときの検査等 ………………………… 54
　　6 医学的診察や検査が重要な虐待 ………………………… 55
2 虐待を受けた子どもと家族の治療 ………………… 奥山　眞紀子……… 59
　　1 身体医学的治療 ……………………………………………… 59
　　2 治療中の養育者への説明と、養育者と子どもの接触 ………… 60
　　3 養育者と子どもの関係の治療 ………………………… 61
3 地域連携と社会的処方 ………………………… 山口　有紗……… 63
　　1 虐待相談の後に起こること ……………………………… 63
　　2 要保護児童対策地域協議会 ……………………………… 64
　　3 社会的養護のいま ………………………………………… 65
　　4 一時保護所の子どもたち ………………………………… 67
　　5 社会的養護のもとにある子どもと医療 ………………… 68
　　6 社会的な処方 ……………………………………………… 68

第4章　トラウマインフォームド・ケア……………………………71

1 トラウマインフォームド・ケアとは何か …………… 山口　有紗……… 72
　　1 ストレス反応について知る ……………………………… 72
　　2 トラウマインフォームド・ケア ………………………… 74
　　3 トラウマとは ……………………………………………… 76
　　4 トラウマによって起こること …………………………… 78
　　5 ケアする人のケア ………………………………………… 81

2 医療におけるトラウマ …………………………… 山口　有紗 ……… 84

第5章　医療者にできること …………………………… 87

1 エビデンスに基づいた柔軟な対応

　　～子ども虐待対応の手引き………………………… 小橋　孝介 ……… 88

　　1 子ども虐待を疑う ……………………………………………… 89

　　2 子ども虐待に対応する ………………………………………… 97

　　3 子ども虐待を予防する ………………………………………… 99

2 院内虐待対応チーム（Child Protection Team；CPT）…………………

　　………………………………………………………… 田上　幸治 ……… 101

　　1 MDT（Multidisciplinary Team）の重要性 ……………… 108

　　2 CAC（Children's Advocacy Center）とは ……………… 110

3 仲間を増やしともに学ぶ ………………………… 小橋　孝介 ……… 111

　　1 子ども虐待の卒前・卒後教育 ……………………………… 111

　　2 医療機関向けの虐待対応啓発プログラム

　　　BEAMS（ビームス）………………………………………… 112

　　3 仲間を増やす ………………………………………………… 114

4 地域における保健師の役割 ………… 松岡　佳美、田口　美恵子 ……… 115

　　1 児童相談所で出会った子どもたち ………………………… 115

　　2 保健師とは …………………………………………………… 116

　　3 妊娠期からの早期支援と長期的な視点を持った

　　　関わりの必要性 ……………………………………………… 116

　　4 地域の保健部門の保健師の活動 …………………………… 117

　　5 児童相談所保健師の活動 …………………………………… 118

　　6 医療機関と連携した事例 …………………………………… 119

　　7 家庭の状況から見た各機関の役割 ………………………… 120

　　8 上流・下流の話 ……………………………………………… 121

　　9 医療機関との連携 …………………………………………… 121

　　10 最後に ……………………………………………………… 122

5 予防とケアのための一歩を踏み出す ……………… 山岡　祐衣 ……… 124

　　1 虐待予防とは ………………………………………………… 124

　　2 子どもの育ちの基盤となる

　　　「安全で、安定した、あたたかい関係性と環境」とは………………… 125

3　虐待予防のための親子関係性支援とは ……………………… 126
　　4　虐待予防のための具体的支援策とは ……………………… 127
　　5　まとめ …………………………………………………………… 130

第6章　子どもの声からはじめる ………………………… 133

1　子どもアドボカシーと医療 ………………………… 余谷　暢之 ……… 134
　　1　はじめに ………………………………………………………… 134
　　2　子どものこえを聴くこと ……………………………………… 135
　　3　すくい上げた声を社会につなげること ……………………… 139
　　4　終わりに ………………………………………………………… 141
2　子どもの声を聴くとは〜子どもアドボカシーとは何か ………………………
　　………………………………………………………… 栄留　里美 ……… 143
　　1　子どもの意見表明等支援とアドボカシー ……………………… 143
　　2　子どもの声が聴かれない背景 ………………………………… 147
　　3　独立／専門アドボカシーとは ………………………………… 149
　　4　「子ども抜きに子どものことを決めないで」を医療の世界にも……… 150
3　現場の声から ………………………………………………………… 153
　　1　妊娠葛藤をつながる機会に ………………… 中島　かおり ……… 153
　　2　養育者のエンパワメント ………………………… 辻　由起子 ……… 157
　　3　言葉にならない「助けて」と共にあること …… 希咲　未來 ……… 161

第7章　「病気の子どもの診断と治療」から　「すべての子どもの尊厳とウェルビーイング」を　目指す医療へ ………………… 山口　有紗 ……… 165

執筆者一覧

編著

山口　有紗　子どもの虐待防止センター／国立成育医療研究センター

執筆（五十音順）

栄留　里美　西南学院大学 人間科学部 社会福祉学科

奥山　眞紀子　子どもの虐待防止センター／
　　　　　　　山梨県立大学大学院 人間福祉学研究科

希咲　未來　顔出ししない Activist

小橋　孝介　鴨川市立国保病院

田口　美恵子　世田谷区児童相談所

田上　幸治　神奈川県立こども医療センター 総合診療科

辻　由起子　こども家庭庁参与

中島　かおり　特定非営利活動法人ピッコラーレ

松岡　佳美　世田谷区烏山総合支所保健福祉センター 健康づくり課

山岡　祐衣　東京科学大学 公衆衛生学分野

余谷　暢之　国立成育医療研究センター 総合診療部 緩和ケア科

第 1 章

子ども虐待・ネグレクトについて、今わかっていること・行われていること

　子ども虐待とネグレクトをとらえるときに最も大切なことは、子どもの権利の視点に立って、「その子どもにとって、今の状態はどうか？」を考えることです。さらに、その前提として「そもそも子どもの権利が保障されているとはどういうことか」「子どものウェルビーイングを形づくるものは何か」という全体像を共有していると、虐待とネグレクトという切り取られた一部だけではなく、子どもの生活を包括的に見渡すことができます。私たち医療者は、虐待・ネグレクトと子どもの権利との関わりや、それらが子どものウェルビーイング全体に与える影響を描いた上で、子ども虐待の潮流と対処の現状を知り、一人ひとりができることについて、考え、実践していくことが求められます。

　本章では、まず、子どものウェルビーイングについて子どもの権利の視点から概観し、さらに、子ども虐待とネグレクトについて、その定義と疫学、現在行われている政策などの基本的なことをまとめます。

1

ウェルビーイングを形づくるもの
～子どもの権利の視点から

山口　有紗

POINT

- ・子どもの虐待やネグレクトにアプローチするには、子どものウェルビーイングの全体像をとらえることが重要である。
- ・子どものウェルビーイングへの重要な視点として、子どもの権利、エコロジカルモデル、子どもの発達の土台の構成要素、がある。

　本書を手に取ってくださった皆さんには、きっとそれぞれの動機や願いがあるのだろうと想像します。例えば、虐待を受けた子どもへの気づきのアンテナを高めたい、虐待に気づいたときにチームとしてどういうふうに動いたらいいか知りたい、虐待が発生する前から予防するにはどうしたらいいかを考えたいなど、人によってそれは様々かもしれません。

　ここで、虐待やネグレクトを具体的に取り扱う内容に入る前に、そもそもなぜ虐待やネグレクトに気づき、その傷を癒し、そして予防することが必要なのかについて、今一度、皆さんとともに考えてみようと思います。なぜならば「虐待」「ネグレクト」は、子どもの生活全体の中で、ある意味切り取られた部分でしかないからです。「病気」だけを良くしても、子どもの生活や幸せの全体、つまりウェルビーイングが良くなるとは限らないように、虐待だけに注目すると見えなくなることもあります。そこで、まずは皆さんと一緒に、子どものウェルビーイングを形づくるものは何か、そしてその根底にある子どもの権利とは何かについて、改めて眺めてみましょう。

　そもそも、子どもの「ウェルビーイング」とは何でしょうか。近年では様々な場所で、子どものウェルビーイングについて取り上げられることが増えてきました。2023 年 12 月に閣議決定された、国の『こども大綱』にも、子どもや若者が「生涯にわたる人格形成の基礎を築き、自立した個人としてひとしく健やかに成長することができ、心身の状況、置かれている環境等に関わらず、ひとしくその

権利の擁護が図られ、身体的・精神的・社会的に将来にわたって幸せな状態（ウェルビーイング）で生活を送ることができる社会」を目指すことが明記されています[1]。ウェルビーイングには様々な定義がありますが、私はウェルビーイングを「こころや身体や周りとの関係、社会の中での自分の存在が、その人にとってちょうど心地良い状態やゆらぎを持つこと、または、そこに向かうプロセス」を指しているととらえています。ポイントは、ウェルビーイングが、こころや身体や関係性・社会、という多くの層の相互作用で形づくられること、そして何が「ウェル」かはその人やそのときによって様々であり変化しうる（ゆらぐ）ことです。

　子どものウェルビーイングには多くの重要な要素がありますが、本節では、虐待にアプローチする上で欠かせない3つの視点を取り上げます。第一に子どもの権利の視点、第二にエコロジカルモデルの視点、第三に子どもの発達に不可欠な要素の視点です。

1 子どもの権利の視点

　第一に、何よりもウェルビーイングの実現のためには、すべての子どもの権利が等しく保障されていることが土台として必要です。

　　「子どもの権利って聞いたことはある。でも肝心なところに、権利はないっていうか」

　これは私が児童相談所で出会った子どもが伝えてくれた言葉です。

　子どもの権利について、包括的に定めた国際的な条約として、国連の『子どもの権利条約』がありますが、この条約について知らない子どもは3-6割いるとされています[2,3]。また、大人側の子どもの権利条約に対しての認知度はさらに低く、子どもの権利条約について「聞いたことがない」と答えた大人は回答者の4割以上です[3]。皆さんは、子どもの権利条約についてどのくらい知っているでしょうか。先日、学校医の先生の集まりで講演をしたときに、子どもの権利条約の4原則について知っているか尋ねると、ほとんど手があがらなかったことに、とてもいたたまれない気持ちになりました。

　子どもの権利条約は全54条からなり、大きく4つの分野の子どもの権利の枠組みと、すべての権利の基盤となる4つの原則を定めています（表1-1、表1-2）。

表1-1　4つの権利の枠組み

生きる権利	子どもは命を守られ、大切にされる権利がある。病気や怪我をした際には適切な治療を受けることができる。
育つ権利	子どもに、教育や医療や生活の支援を受け、遊んだり休んだりしながら、自分の才能を十分に伸ばして成長する権利がある。
守られる権利	子どもには暴力や搾取、危険なことなどから守られる権利がある。自分や家族のことを知られたくないときには、それも守られる。
参加する権利	子どもは自分に関係することについて自由に自分の考えや意見を表す権利がある。集まってグループをつくったり、自由な活動を行ったりできる。

表1-2　4つの原則

差別の禁止	子どもは、自分自身や親の人種、性別、意見、障害、経済状況など、あらゆる差別から守られる。
子どもの最善の利益	決定の際には子どもにとって一番良いことが優先されなくてはならない。これは大人とっての子どもの利益ではなく、あくまでも子ども自身の状況や背景にそった、子どもの意見を反映したものである。
生命、生存及び発達に対する権利	すべての子どもの命は守られるべきである。単に命があるということだけではなく、心身の成長発達のために必要な医療や教育を受け、社会の中で自分の能力を育てていくことができる。
子どもの意見の尊重	子どもは自分の関わるどんなことであっても、自分の意見を聴かれ、その意見は正当に尊重される。これは年齢や障害などにより言葉を発することができない子どもでも同様である。大人は、子どもが意見を表明できるように環境を整える義務がある。

　子どもの医療は、子どもの最善を考え、子どもの話を聴き、子どもの成長発達を支援し、子どもの健康を守ることを使命としています。私たちの日々のいとなみは、まさに子どもの権利の実現のための手段のひとつであるともいえるかもしれません。そして、第2章（21頁）で述べるように、子ども虐待やネグレクトを権利の視点でとらえれば、それが子どもの権利侵害の最たるものであり、その予防とケアに社会全体が全力で取り組まなくてはならないことは明らかだと思います。

2 エコロジカルモデルの視点

　第二に皆さんと共有したいのは、「エコロジカルモデル」という視点です（図1-1）[4]。子どもの発達は、その人一人の中で形づくられるものではありません。エコロジカルモデルは、子どもウェルビーイングを、子どもの世界（子ども自身の性別、年齢、脳の発達の特徴、身体の疾患などの生物学的特徴、それらを土台とした行動）、子どもを取り巻く世界（家族や友達などの子どもと直接対面する大人、その相互の関係性、子どもが所属している学校などの組織）、さらに大きな世界（地域社会でのリソースや環境、文化や慣習と法律・政策）が相互に作用しながら複雑に関与した結果、成り立つものととらえます。虐待という状況をアセスメントするときにも、子ども自身の特徴や養育者・家庭の特徴はもちろん、子どもの周囲の人たちとの関係性、所属する組織の特徴や、さらにその地域に存在している子育てに関わるリソースやアクセス、地域での暴力や貧困、さらには虐待や子育てなどの政策や暴力に対する社会の姿勢（「暴力はしつけである」という意識など）、そして例えば新型コロナウイルスの流行などのより大きな世界の環境や状況の、直接・間接の影響を考慮することが必要です。そうでなければ、誰かがスケープゴートになったり（特に虐待を養育者や子どもの責任にしてしまったり）、関係する人や状況への影響を見失ったり、表面的には虐待やネグレクトがなくなったように見えたとしてもまたどこかに皺寄せがきたり、というようなことが起こりかねません。

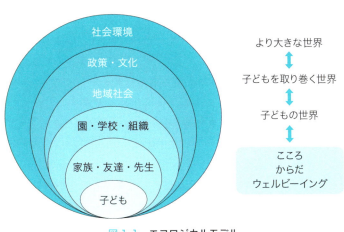

図1-1　**エコロジカルモデル**
（文献4より作成）

3 子どもの発達に不可欠な要素の視点

　第三に、子どもの発達に関連する要素について、私たちが共通の認識を持っていることはとても大切です。子どもの発育や発達は積み重なりであり、土台になる重要ないくつかの要素があります。

　子どもの育ちの土台には、まず一番根底に、その子どもの持っている生物学的な特徴、子どもを取り巻く家庭や地域や社会の状況があります（図1-2）。

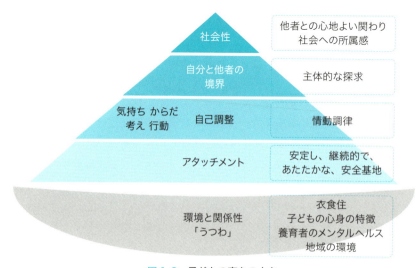

図1-2　子どもの育ちの土台

　この層では、安定した社会経済的状況、日常の衣食住、家族のメンタルヘルスや社会的なサポートなどが満たされていることが大切です。その上に立って、子どもは特に乳幼児期の最初の数年で、主たる養育者とアタッチメントを形成するといわれます。アタッチメントについては第2章（27頁）でも詳しく述べますが、単純にいえば「不安・恐れなどの情動の崩れを、関係性によって立て直す」システムのことであり、アタッチメントが安定していることで、自分や世界への安心感と基本的な信頼感を持つことができます。これがいわば「雛形」となって、子どもは自分自身や他者、社会への関わり方をつくっていくといわれています。アタッチメントが安定している子どもは、信頼できる他者に自分を照らしながら、安定した自己感を持つことができ、自分の気持ちや身体、考えや行動をちょうど良く調整することを学ぶようになります。そうすると、安全で安心な自分と

他者の境界を感じることができ、適切な境界線を保ちながら、社会との関わりを持つことができるのです。虐待という状況は、この土台の様々な揺らぎと深く関わりながら生じ（例：経済的な不安定さや生物学的な特徴が虐待につながる、自分と他者の境界の持ちにくさが虐待を生じやすくするなど）、さらに、虐待によってこの土台は大きな影響を受けます（例：慢性的な虐待や養育環境の不安定さが、気持ちや身体の自己調節不全につながり、様々な心身の不調をきたすなど）（図1-3）。

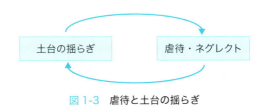

図 1-3　虐待と土台の揺らぎ

このように、子どもの虐待に踏み込む前に、まずは子どものウェルビーイングを形づくるものとして、子どもの権利、エコロジカルモデル、発達の土台の視点を持っていると、子どもの育ちの全体像が自然と立体的に立ち上がってくると思います。

ここから各論を読み進めていただくときには、ぜひ、各項目がこの3つの視点からはどのように見えるのか、全体像を意識してみてください。そして、難しい状況を目の前にしたときにこそ、子どものウェルビーイングの視点に立ち返り、子どもの最善の利益を、皆さんと一緒に追求し続けられたらと思います。

【参考文献】

1) こども家庭庁．こども大綱．2023.
   https://www.cfa.go.jp/assets/contents/node/basic_page/field_ref_resources/f3e5eca9-5081-4bc9-8d64-e7a61d8903d0/276f4f2c/20231222_policies_kodomo-taikou_21.pdf（2024/9/17 閲覧）
2) 国立成育医療研究センター．子どもたちから学ぶ「子どもの権利」を守るために．2023.
   https://www.ncchd.go.jp/center/assets/CxCN2022_UNCRC.pdf（2024/9/17 閲覧）
3) 公益社団法人セーブ・ザ・チルドレン・ジャパン．子どもの権利条約 採択 30 年 日本批准 25 年 3 万人アンケートから見る 子どもの権利に関する意識．2019.
   https://www.savechildren.or.jp/news/publications/download/kodomonokenri_sassi.pdf（2024/9/17 閲覧）
4) ユニセフ・イノチェンティ研究所（著），日本ユニセフ協会 広報室（訳）．イノチェンティ レポートカード 16　子どもたちに影響する世界　先進国の子どもの幸福度を形作るものは何か　日本語版．2021.
   https://www.unicef.or.jp/library/pdf/labo_rc16j.pdf（2024/9/17 閲覧）

2

子ども虐待とは何か

山口　有紗

POINT

- ・子ども虐待は「子どもの権利」に対する最も重大な侵害である。
- ・虐待がどうかを定義する際には、周囲から見た深刻さや頻度だけではなく、子どもの視点に立ち、その子どもにとって保障されるべき権利が守られ、権利の主体としての育ちが十分に保障されているかという視点が大切である。
- ・日本の児童虐待防止法では子ども虐待は身体的虐待・心理的虐待・性的虐待・ネグレクトに分類されるが、心理的虐待に家庭内暴力（domestic violence；DV）目撃が含まれる、保護者以外からの虐待はネグレクトになるなど、解釈に留意が必要な点がある。

　そもそも、「子ども虐待」とは何を指すのでしょうか。子ども虐待の定義は、時代や文化的背景などにより異なりますが、重要なことは、子どもへの虐待は子どもに対する最も重大な権利の侵害であるということです。医療機関や福祉機関でも、「これは虐待なのか」というそもそものところが議論になり、人により見解が分かれることがあると思います。そこで大切なことは、「これはこの子どもにとって、権利が侵害される状況かどうか」を、子どもの立場に立って判断することです。

　WHO は「（大人と子どもの）責任、信頼、力関係において、子どもの健康や生命、発達、尊厳を実際にまたは潜在的に害するあらゆる身体的、心理的に有害な扱い、性虐待、ネグレクト、不注意、商業的その他の搾取が含まれる」状況を「child maltreatment（チャイルド・マルトリートメント）」と呼び、比較的広い概念を提示しています[1]。日本では 2000 年に制定された児童虐待防止法で、保護者が子どもに対して行う身体的虐待、性的虐待、ネグレクト、心理的虐待を児童虐待と定義しました（表 1-3）。

表 1-3　児童虐待防止法における虐待の定義

児童虐待防止法では、「児童虐待」とは、保護者（親権を行う者、未成年後見人その他の者で、児童を現に監護するものをいう。以下同じ。）がその監護する児童（十八歳に満たない者をいう。以下同じ。）について行う次に掲げる行為をいう。（2条）

身体的虐待	児童の身体に外傷が生じ、又は生じるおそれのある暴行を加えること。
性的虐待	児童にわいせつな行為をすること又は児童をしてわいせつな行為をさせること。
ネグレクト	児童の心身の正常な発達を妨げるような著しい減食又は長時間の放置、保護者以外の同居人による前二号又は次号に掲げる行為と同様の行為の放置その他の保護者としての監護を著しく怠ること。
心理的虐待	児童に対する著しい暴言又は著しく拒絶的な対応、児童が同居する家庭における配偶者に対する暴力（配偶者（婚姻の届出をしていないが、事実上婚姻関係と同様の事情にある者を含む。）の身体に対する不法な攻撃であって生命又は身体に危害を及ぼすもの及びこれに準ずる心身に有害な影響を及ぼす言動をいう。）その他の児童に著しい心理的外傷を与える言動を行うこと。

　児童虐待防止法における虐待の定義には、いくつか特徴があります。例えば「身体的虐待」には外傷が生じる恐れのある暴行が含まれ、まだ実際の外傷が生じていない状態を含みます。また「心理的虐待」にはいわゆる面前 DV（domestic violence）、つまり養育者間の暴力を見聞きすることが含まれ、さらに「ネグレクト」には保護者以外からの同居人（きょうだいや養育者のパートナーなど）による虐待が含まれるなど、海外での maltreatment に相当する比較的広い概念です。一方で、ネグレクトの定義に含まれているのは主に身体的・物理的なネグレクトですが、ここに含まれない情緒的なネグレクト（成長発達に必要な情緒的な要求に応えないこと、応答的であたたかな関係性がないこと）も子どもの成長発達に大きな影響を与えます。また、ここでの子ども虐待は「保護者」（現に児童を監護する者を含む）による虐待と定義されているので、家庭外の教師や見知らぬ大人などからの暴力は含まれません。さらに上述のように、同居しているきょうだいや親戚からの虐待は保護者のネグレクトに、パートナーからの虐待は保護者のネグレクトに分類されるなど、子どもへの家庭内外の暴力や剥奪の全容が正しく把握されているとは限らないことに留意が必要です。

　そもそも、虐待かどうかは白黒で決定できないスペクトラムであり、子どもの視点で判断することが重要です。冒頭に述べたように、虐待は子どもの権利の侵

害であり、「あらゆる暴力（目に見えないものや剥奪も含む）から自由になる権利」（子どもの権利条約第 19 条）はもちろん、4 原則の、子どもが生命・生存と発達の権利、差別されない権利、意見を尊重される権利、そして最善の利益、これらすべてに反するものであることは疑う余地がありません。国連子どもの権利委員会の一般的意見 13 では、「頻度、危害の深刻さ及び危害の意図は、暴力の定義の前提ではない」こと、また暴力により「生存、尊厳、ウェルビーイング、健康、発達、参加および差別の禁止に対する子どもの権利」が脅かされると明記しています[2]。

さらに、子ども虐待を考える際には、子どもが単に「被害者」として救済されるだけではなく、権利を有する主体的な個人として、身体的・心理的・社会的な安全性と、保障されるべき子どもの育ちの要素への権利が十分に担保されるような前向きな取り組みが求められます。

子どもに関わるすべての人がここに立ちかえることで、表面上の暴力をなくしたり、症状を軽減したりという個別対症療法的なアプローチから、子ども自身の体験や広く社会的な背景にまで焦点を当てた、権利を基盤とした統合的なアプローチへのシフトを行うことができるのだと思います。

【参考文献】

1) World Health Organization. Child Maltreatment. 2020.
   https://www.who.int/news-room/fact-sheets/detail/child-maltreatment （2024/9/17 閲覧）
2) 子どもの権利委員会・一般的意見 13 号（2011 年）.
   https://www.nichibenren.or.jp/library/ja/kokusai/humanrights_library/treaty/data/child_gc_ja_13.pdf （2024/9/17 閲覧）

3

どのくらいの子どもが影響を受けているのか

山口　有紗

> **POINT**
> ・子ども虐待の対応件数は年間 20 万件を超えており、年々増加傾向である。そのうちの 60％は心理的虐待で、面前 DV の通告の多さが影響している。
> ・性的虐待は全体の 1％で、顕在化していない症例が多いとされている。
> ・死亡事例は年間 60-80 件で推移しており、0 歳児の死亡が多く、周産期からの関わりが重要である。
> ・医療機関からの通告は全体のわずか 1-2％である。

　令和 4（2022）年度の児童虐待対応件数は 219,170 件であり、前年度に引き続き、過去最多となりました（図 1-4）[1]。統計が取られた始めた 1990 年には 1,101 件だったものが、ここ 20 年で約 9 倍に増加したことになります[1]。

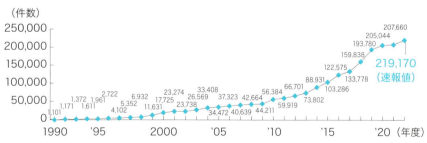

図 1-4　こども家庭庁（2023）令和 4 年度 児童相談所における児童虐待相談対応件数（速報値）
（文献 1 より引用）

ここで、こうした統計の用語を見るときに留意したいことは、言葉の定義です。そもそも数値として定義されている言葉が何を指しているのか、その定義に含まれている子どもは誰かを知り、含まれていない子どもがいる可能性についてもわかっていないと、現実を歪んで解釈してしまうことになりかねません。「虐待対応件数」は、全国232か所の児童相談所が児童虐待相談として対応した件数、すなわち「通告や送致等を通して児童虐待相談を受け、援助方針会議の結果により指導や措置等を行った件数」です。つまり、虐待の受理や確定の件数ではありません。

　グラフを見てわかるように虐待対応件数は増え続けていますが、そこには虐待の定義の変化や、市民が虐待を通告する経路の変化が関わっています。まず、2004年の改正児童虐待防止法で「心理的虐待」の定義に配偶者間の暴力が明記されたことで、警察からの「面前DV」の通告が急増したとされています[2]。面前DVの通告は、例えば夫婦が子どもの前で喧嘩をしていて、どちらかが警察や児童相談所などに通告をする場合や、近所の人が夫婦喧嘩の声を聴いて通告する場合なども含みます。

　これを踏まえた上で、どの種類の虐待がどのくらいの割合を占めているかを眺めてみましょう。最も多いのは心理的虐待で、令和4（2022）年度には全体の60%を占めています。心理的虐待のうち、警察からの通告は全体の約半数で、上述した面前DVの通告の多さが背景にあるとされます[1]。身体的虐待は全体のおよそ25%、ネグレクトは全体のおよそ15%で、いずれも絶対数としては増加しています。この背景には、メディアや市民社会組織などの活動の影響もあって、虐待やその予兆への気づきが増えていることや、虐待の相談窓口が2015年に全国共通ダイヤル「189」に短縮されたことなど、重篤な状態に至る手前の虐待がより広く通告されるようになってきたことが関与している可能性があります。性的虐待は全体のわずか1%ほどです。米国やWHOの統計では女児の4-5人、男児の13人に1人が性的な被害にあっているとされ[3,4]、日本では暗数が多いことが指摘されています。その背景として、性的な被害を受けても身体的には無症状であるためにわかりにくいことや、加害者や周囲の者による隠蔽、家庭内での支配や無力化の構造、性的なことをタブー視する社会の風潮、子ども自身の開示が部分的だったり開示後に撤回する場合があったりするために被害の把握が困難なことなどが挙げられています[5]。児童相談所に通告をされ、医療機関などの専門機関による支援へとつながっている子どもは、被害を受けている子どものうちほんのわずかであることが想定されます。

また、死亡事例は心中を含むとここ10年ほどは年間60-80例ほどで推移しています。子どもに関わる医療者の皆さんには、ぜひ毎年発表されている『こども虐待による死亡事例等の検証結果等について』の報告書に目を通していただくことをお勧めします。これは、子どもの虐待死を予防し再発を防止するために、2004年10月から毎年発表されているもので、事例の分析とともに、具体的な改善策を提言しています。第19次報告によると、令和3（2021）年度の死亡事例は、専門委員会で検証すべきと判断した事例もあわせると74件で、そのうち心中によるものは24件でした。心中以外の死亡事例のうち3歳未満は62％、0歳児は48％、しかも月齢0か月の子どもは25％です。予期しない/計画していない妊娠であったとわかっているのは32％であり、周産期からのサポートがいかに大切かを物語っています。また、周産期に医療機関からの連絡があったのは32％、低出生体重児は28％、医師による精神障害があった養育者は16％など、医療機関が何らかの形で関与する余地のある方たちがいることもデータから示されています。また、そもそも自治体が虐待として知り得ていない死亡例も潜在していると考えられ、2017年の改正児童虐待防止法や2018年の成育基本法、2019年の死因究明推進基本法などにより、子どもの予防可能な死をなくすためのChild Death Review（CDR）が広がりつつあります。

　虐待の通告元として最も多いのは上述のように警察〔令和4（2022）年度は51％〕で、近隣知人（11％）、家族（8.4％）、学校（6.8％）と続きます。医療機関からの通告は1.8％で、これはこの数年はほぼ横ばいで推移しています[1]。医療機関からの通告を阻害する要因としては、疑ったとしても確信が持てないことや、児童相談所との関わりに過去にネガティブな体験があったことなどがあるとされています。近年では、こうした障壁を超えて医療機関での虐待への気づきと対応をより良くするために、医療機関内での虐待対応チームなども組織されるようになってきました（第5章2／101頁参照）。

　ここまで実際の通告の数や死亡例の内訳を見てきましたが、もちろん、虐待の影響は通告数や死亡数だけで計れるものでは到底ありません。短期的には、虐待を受けた子どもは外傷や発育不全、情緒行動上の問題など様々な心身の影響を受けます。身体的虐待の中でも、虐待による乳幼児頭部外傷（Abusive Head Trauma in Infants and Children；AHT）は、致死率が高いことが知られ、生存しても発達障害や麻痺、てんかんなどの後遺症を残すことも稀ではありません。死に至らない虐待や、身体的な外傷を負わない心理的虐待・ネグレクトも、被害にあった子どもは不安やうつ、注意集中の問題、トラウマ性のストレス障害など

の情緒・行動上の問題を生じやすいことがわかっています。権利とウェルビーイングの視点に立ち戻れば、すべての虐待は、子どもの基本的な人権への侵害であり、健康な育ちと関係性の剥奪の側面を持ちうることから、その影響は人数だけでは推し量れないものだともいえるでしょう。虐待やネグレクトを受けた子どもたちが将来にわたってどのような影響を受けるのかについては第2章3でも詳しく述べたいと思います（36頁参照）。

　ここまで、虐待とネグレクトに関する統計調査を皆さんと眺めてきました。虐待への気づきによって数値が膨らんでいる側面もありますが、死亡事例検証などを見ると、重篤な虐待が減っているとは少なくともいえないのが日本の現状です。さらに、どんな虐待や適切ではない養育でも、子どもの健康な発達には影響をおよぼしうることを考えると、虐待やネグレクト、養育の困難さとして明らかになった事例から私たちが学び、子どもを取り巻くエコロジカルモデルがどのような状態であれば子どもが健やかに育まれるかを明らかにすることが大切です。私も子どもを育てている身として、「統計にカウントされる」子どもや家族の状況は、もし何か条件が一つ違えば自分にも十分に起きることであると日々感じます。止まないかんしゃくにパニックになり、一瞬子どもを玄関先に出してしまい、はっと我にかえったこともありました。虐待であると定義づけられる子どもや周囲を特別な存在として扱うのではなく、社会の中のしんどさを引き受けて虐待やネグレクトに至らざるを得なかった子どもや家庭として、ともにある姿勢を大切にしたいと思います。

【参考文献】

1) こども家庭庁. 令和4年度 児童相談所における児童虐待相談対応件数（速報値）. 2023.
   https://www.cfa.go.jp/assets/contents/node/basic_page/field_ref_resources/a176de99-390e-4065-a7fb-fe569ab2450c/12d7a89f/20230401_policies_jidougyakutai_19.pdf（2025/1/30 閲覧）
2) 古瀬優太. 子ども虐待対応のための基礎知識と医療の役割（日本子ども虐待医学会推薦総説）. 日本小児科学会雑誌. 2022; 126: 769-782.
3) Center for Disease Control and Prevention. Violence Prevention. 2022.
   https://www.cdc.gov/child-abuse-neglect/risk-factors/index.html（2024/9/17 閲覧）
4) World Health Organization. Child Maltreatment. 2020.
   https://www.who.int/news-room/fact-sheets/detail/child-maltreatment（2024/9/17 閲覧）
5) 国立研究開発法人産業技術総合研究所. 令和2年度 子ども・子育て支援推進調査研究事業. 課題番号17（一次公募）：潜在化していた性的虐待の把握および実態に関する調査 調査研究報告書. 2021.
   https://staff.aist.go.jp/kota.takaoka/Ai%20for%20better%20society_files/pdf/2021project17-report.pdf（2024/9/17 閲覧）

4

子どもの虐待とネグレクトに関わる政策

山口　有紗

POINT

・これまでの科学的な研究では、虐待の対応の予防に効果のある政策として、虐待を子どもと養育者の責任にせず、エコロジカルモデルのすべての層において、ライフコースを通して暴力やネグレクトに至りにくい環境をつくることの有効性が証明されてきた。
・子どもに関わる日本の法律やそれに伴う通知は、この 30 年ほどで大きく変化した。子どもの虐待が可視化され、定義が拡大されるとともに、予防的なアプローチを家庭内から家庭外のエコロジカルモデルのより外側の要因に求める段階に入りつつある。近年では、こども基本法やこども大綱に、子どもを権利の主体としてとらえ、虐待に対して子どもの権利の視点からアプローチしようとする方針が書かれている。

　本節では、エコロジカルモデルのより外側のレベルに位置する、国や自治体の政策について概観したいと思います。まず、これまでの研究などから明らかになっている、科学的に効果があると思われる政策（エビデンスに基づいた政策）はどのようなものかを皆さんと眺めた上で、日本における児童虐待に関わる政策の推移と今後の展望について共有します。

　子ども時代の虐待などの逆境体験を予防し、その影響を緩和するためのエビデンスに基づいた政策について、米国 CDC は表 1-4 のようにのようにまとめています。

表 1-4　子ども時代の逆境体験を予防し、影響を緩和するための政策

乳幼児期を重視すること	（出産前から・複数回の）乳幼児家庭訪問。保育の質とアクセス、就学前教育の充実
子ども・家族がストレスを乗り越えるスキルを高める	感情・ソーシャルスキル、子育てのスキル、安全な関係やデートのスキル、家族関係の調整
すべての家族への経済的なサポート	働き方改革、有償の育休、税控除
安心できる大人や活動につながるサポート	青年をメンターとつなぐ、放課後のプログラム
虐待などの逆境体験から子どもと家族を守る社会規範	ポジティブな子育てを伝える教育、体罰を禁止する法律、近くの人が家族を支えられる仕組み

（文献 1 より引用）

　つまり妊娠中から、社会経済的な安定、および養育者が子どもの発達やウェルビーイングについての知識やスキルを学ぶ機会があり、質の良い早期教育へのアクセスが保障され、子どもと養育者が多様な居場所とつながりながら、しんどいときにも等しくケアが受けられることが重要なのです。そして、子どもを取り巻く社会全体が子どもの権利を重視し、あらゆる暴力に反対する規範を持っていて、それを政策にすることには効果が期待できます。すなわち、虐待を子どもと養育者の責任にせず、エコロジカルモデルのすべての層において、暴力やネグレクトに至りにくい環境をつくっていくことが重視されている（そして、それこそ科学的に効果がある）ことがわかると思います。

　さらに、国連の子どもの権利委員会は、ジェンダーの視点や特に被害を受けやすい子どもへの配慮、家庭を中心に置きながらもエコロジカルモデルの全体像の中での保護因子とリスク因子を十分に考慮すること、十分な予算をつけること、調整機構の役割を強調しています[2]。子どもの最善の利益に基づいて暴力を予防する政策が履行されているか、第三者的な調整機構がモニターし、結果を評価し、多様なステークホルダー間の調整を行うことの意味は大きいといえます。特筆すべきは、このすべてのプロセスは子どもの権利に基づいたアプローチと子どもとの協議なしには決して行うことはできないと明言していることです。虐待防止の政策とその実践こそ、大人が一方的に行うのではなく、すべての子どもの参画のもと、子どもの声を中心にという視点は、強調してもされすぎることはないでしょう。

　ここからは、日本の虐待防止・対応政策と法律の変遷について、おおまかに振

り返りたいと思います。虐待に関することは主に『児童福祉法』と『児童虐待の防止等に関する法律（虐待防止法）』に書かれているのですが、この2つの法律の変化を見ていくと、日本が子どもの虐待、広くは子どもの人権をどのようにとらえきたかが垣間見えるかもしれません[3]。

1 虐待の社会問題化と法律の制定

1947年に制定された児童福祉法は、虐待の通告義務、立ち入り調査、一時保護などを規定していましたが、まだ有効には活用されてはいませんでした。1980年代後半から1990年代にかけて、虐待に関する報道、子どもの虐待防止協会など、学術的な研究会や民間団体の活動が活発になります。1994年には日本が子どもの権利条約を批准したこともあいまって、子ども虐待の存在が社会問題として顕在化していきました。子ども虐待に特化した法律を求める声の高まりを受け、2000年には議員立法により虐待防止法が制定・施行されました。同法では、児童虐待を身体的虐待・性的虐待・ネグレクト・心理的虐待と明確化し（2条）、何人も児童を虐待してはならないこと（3条）、国及び地方公共団体の責務（4条）、住民の通告義務（6条）、虐待を受けた児童の保護のための措置（8条）、しつけなどの親権の行使を理由に虐待をしてはならないこと（14条）などを定めています。

2 対症療法の充実

2004年には、虐待防止法に重要な改正が行われました。第1条で児童虐待を「子どもの人権侵害」であると明記したのです。また、保護者以外の同居人による虐待をネグレクト、面前DVなどの間接的な暴力を心理的虐待として含み、虐待と「思われる」子どもも通告義務の対象としています。同年に児童福祉法も改正され、市町村の役割をより重視して相談窓口、調査や指導を行う役割を明確化し、市町村が関係者間での情報交換や支援協議などを行う要保護児童対策地域協議会（要対協）を設置できると定めました。

3 子どもの権利と予防的アプローチの萌ばえ

その後、面前DVを心理的虐待に含んだこともあって、虐待相談件数は増加

の一途を辿ります。2007年の虐待防止法の改正では、法律の目的自体が「児童の権利利益の擁護に資すること」であると書かれました。あわせて改正された児童福祉法では、要対協の設置が義務化され、守秘義務に違反することなく情報の共有が行われるなど、さらなる市町村での虐待の早期発見と保護に関しての連携強化が図られます。また、乳児家庭全戸訪問事業（こんにちは赤ちゃん事業）やよりニーズの高いと思われる家庭への養育支援訪問事業、地域子育て支援拠点事業（ひろばやセンターなど）といった、予防的な事業の法定化や努力義務化が明記され、保護された後の措置としても、里親制度改正など家庭的養護の拡充が定められました。2013年には『子どもの貧困対策推進法』で貧困対策の基本が定められ、虐待の社会的要因へのアプローチが行われるようになりました。

4 子どもの最善の利益と子どもの声

2016年の児童福祉法の改正ではさらに踏み込んで、子どもが「権利の主体」であると明記され、虐待の発生予防、介入、自立支援など、児童福祉のあり方が大きく問われました。『新しい社会的養育ビジョン』が取りまとめられ、乳幼児期から家庭と同様の養育環境を保障すること、パーマネンシーの保障、自立支援の徹底などが目標数値とともに示されています。また、この頃の流れとして、子どもの意見表明権や参画を支える柱としてアドボカシーが明記され、児童福祉審議会が必要に応じて子ども自身の意見を聴くことができるとし、虐待された子どもたちを「権利の主体」としてその声を聴こうとする動きが本格化しています。

こうした流れにも関わらず、虐待の対応件数は増加を続け、痛ましい死亡事例が重なりました。それを受けて、政府は緊急総合政策などをまとめ、2019年には児童福祉法・虐待防止法が改正されました。ここでは親権者などによる体罰の禁止が明確化され、厚生労働省による『体罰等によらない子育てのために』が公表されました。ここでは、国連子どもの権利委員会の定義を参考に、体罰を「身体に、何らかの苦痛を引き起こし、又は不快感を意図的にもたらす行為（罰）である場合は、どんなに軽いものであっても」体罰であるとしています。さらに、2022年には民法822条の懲戒権（「親権を行う者は、監護および教育に必要な範囲内で、その子を懲戒することができる」）が削除され、親権者は「監護・教育をするに当たっては、子の人格を尊重するとともに、年齢および発達の程度に配慮しなければならず、かつ、体罰その他の子の心身の健全な発達に有害な影響を及ぼす言動をしてはならない」と定めています。ただし何が「軽いもの」である

のか、「健全な発達に有害な影響を及ぼす言動」はどんなことかということについては、本章2で述べたように、子どもの権利の視点でいつも判断されるべきものだろうと思います。

　さらに近年では、児童福祉のみならず様々な分野での連携の必要性や総合的な法律の制定の必要性が認識されるようになり、2018年には『成育基本法』（成育過程にある者及びその保護者並びに妊産婦に対し必要な成育医療等を切れ目なく提供するための施策の総合的な推進に関する法律）が制定されました。同法は子どもの権利の尊重を基盤として、妊娠期からの切れ目ない支援と孤立化の防止、不安の緩和および虐待の予防、早期発見を目的とする健康診査の実施、心身の健康に関する相談支援体制の整備などを講ずることを定めており、医療従事者にとっても非常に関連の深いものです。

5　こども家庭庁とこども基本法

　一方で、児童虐待をはじめとした子どもに関する政策の実施には、省庁間の「縦割り」や国と地方の「横割り」、子どもの年齢により制度や所管省庁が変わる「年代割り」などの弊害があり、包括的な組織や法律の必要性が訴えられてきました。そうした流れの中で2023年に誕生したのが『こども家庭庁』です。ときを同じくして制定された『こども基本法』は、日本国憲法と子どもの権利条約の精神に則って、すべての子ども（年齢に関係なく心身の発達の過程にある者）を対象としています。基本理念には子どもの権利条約の4原則に則り、すべての子どもが個人として尊重され、育つ権利が保障され、参画と意見表明の機会が確保されながら、子どもにとっての最善の利益が優先して考慮されると記載されています。こども基本法に基づき、政府全体のこども施策の方針を定める『こども大綱』では、ウェルビーイングの要素の一つとして子どもが「虐待、いじめ、体罰・不適切な指導、暴力、経済的搾取、性犯罪・性暴力、災害・事故などから守られ、困難な状況に陥った場合には助けられ、差別されたり、孤立したり、貧困に陥ったりすることなく、安全に安心して暮らすことができる」ことを挙げています。子どもの権利の啓発を行うことやすべての子どもが意見を伝えやすい環境を整え、その意見を尊重することの詳細な記載には、虐待を受けた子どもや社会的養護のもとにある子どもについてもはっきりと言及されました。また、ライフステージを通して縦断的に取り組むべきことの一つとして、児童虐待防止対策と社会的養護の推進を掲げています。具体的には、こども家庭支援センターの設置や訪問事業な

どを通して、養育に困難のある家庭のニーズを受け止め支援することや、学校や民間団体などを含めて要対協などの虐待防止のためのネットワークを構築すること、一時保護所の環境を改善すること、トラウマのケアを重視し「こども家庭ソーシャルワーカー」などの専門資格の取得促進に取り組むこと、子どもが「家庭における養育環境と同様の養育環境」において継続的に養育されるパーマネンシーの保障を目指し、里親やファミリーホームの拡充とともに施設の小規模化・地域分散化や・多機能・高機能化を図ること、さらに社会的養護の経験者への丁寧な支援などを国として行っていく方針が示されました。

　このように、子どもに関わる法律やそれに伴う通知は、この30年ほどで大きく変化しています。まずは子どもの虐待が可視化され、定義が拡大されました。次に、アプローチを行うための土台を整備するという気づきと対症療法的な段階から、予防的なアプローチを家庭中心に行おうとする段階へとなり、近年では、さらにそれを子どもの家庭外での居場所や、貧困や暴力への社会規範などエコロジカルモデルのより外側の要因に求める段階に入りつつあります。子どもを権利の主体としてとらえ始め、子どもを「守られる存在」から「声をあげ、社会を変えていくパートナー」としてみようとする段階への入り口が見えてきたところだといえるでしょう。

　冒頭のエビデンスに照らすと、すでに動いている施策や大綱での方針は合理的であるといえます。一方で、それらの政策が子ども権利とウェルビーイングの文脈でどのように位置づけられ、相互に関連し、量的・質的にどのような影響を与えているかの包括的な評価にはまだ課題がありそうです。さらに、子ども自身がこうした施策をどのようにとらえ、子どもの視点がどのように政策に反映されているかを明らかにする必要があるでしょう。

【参考文献】

1) Centers for Disease Control and Prevention. Preventing Adverse Childhood Experiences: Leveraging the Best Available Evidence. National Center for Injury Prevention and Control, Centers for Disease Control and Prevention. 2019.
2) 子どもの権利委員会・一般的意見13号（2011年）
https://www.nichibenren.or.jp/library/ja/kokusai/humanrights_library/treaty/data/child_gc_ja_13.pdf（2024/9/17閲覧）
3) 山口有紗. 子どもの声、子どもの力、子どもの最善の利益——虐待された子どものケアと新たなこども政策. IN：末冨芳（編著）. 子ども若者の権利とこども基本法. 明石書店. 2023, pp.114-143.（一部加筆修正）

第2章

なぜ子ども虐待・ネグレクトに 医療者が関わるのか

　第1章では、子どもの虐待とネグレクトについて、子どもの権利とウェルビーイングの視点から、その重要性と現在起きていることを共有しました。

　読者の方の中には、ご自身ができることを探して、本書を手に取ってくださった方も多いかもしれません。実は、医療者は日々の診療の中で、すでに子どもの虐待とネグレクトに関連する要因や、それらと関係の深いアタッチメントの形成、様々な発達の特徴を持つ子どもの日常に関わっていることが多いのです。さらに、私たちが出会うのは、今まさにここで虐待を受けている子どもだけではありません。虐待とネグレクトが与え得る、短期的、さらにライフサイクルを通した影響について知っておくことで、色々な健康や情緒行動の困難を持って医療機関を訪れる子どもに出会ったときのまなざしが広がります。そして私たちは、逆境的な体験を持つ子どもたちにとって、何が保護的に働くのか、保護的な要因や体験について理解しておく必要があります。つらい出来事をなかったことにはできなくとも、その子どもや周囲の力、レジリエンスを支えることが、子どもの権利を保障し、ウェルビーイングな状態をともにつくっていくことにつながるのです。

1

子ども虐待とネグレクトに関わる因子

山口　有紗

> **POINT**
>
> ・虐待やネグレクトは子ども個人や養育者だけの要因で起こるものではない。アセスメントの際には、エコロジカルモデルの多層の関わりと、子どものライフコース・発達段階という時間軸で因子をとらえることが重要である。
> ・「虐待の連鎖」を考える際には、虐待の背景となるような社会的な要因が連鎖していないかどうかに留意する必要がある。

　虐待とネグレクトには多くのリスク要因と保護要因が関与しています（表2-1）[1-3]。

　ここまで繰り返し述べてきたように、子どものウェルビーイングは子どもを取り巻くエコロジカルな視点でとらえる必要があり、虐待は子ども個人や養育者だけの要因で起こるのでは決してありません。虐待とネグレクトのアセスメントの際には、こうした多層的なシステムと、かつ子どものライフコースや発達段階という時間軸の双方を、子どもの権利の保障という視点から意識することが大切です。

　ここから、子どもの虐待に対して保護的に働く因子を、エコロジカルモデルの内側、つまり子どもに近い側から見ていきましょう。子ども自身の因子として、認知や情緒の力などが挙げられます。養育者や家庭の因子としては、養育者の社会経済的な状況（学歴や就労状況、経済状況など）、子どもの衣食住と教育、医療の基本的なニーズを満たせることや、安全で安心できる継続的な関係性を築けること、そのためのスキルを学ぶ機会などがあります。また、より外側の地域コミュニティや政策・文化の要因としては、社会的な結びつきの強さや地域での関係が良好であること、住環境、教育や医療へのアクセス、養育者の社会経済的状況が安定するような政策が挙げられます。

表2-1 虐待とネグレクトの要因

	子ども	養育者・家庭	コミュニティ・政策・文化
保護的に働きうる因子	・認知能力 ・感情コントロール ・スピリチュアリティ ・自己肯定感	・豊かな学歴 ・安定した就労環境 ・衣食住、教育、医療の基本的なニーズを満たせる ・子ども過ごす時間 ・子どもへの関心 ・家庭内のルールがある ・子どもとの安全で前向きな関係性 ・良好なペアレンティングスキル	・強く良好な社会的ネットワーク ・子どもを気にかける大人がいる ・安全で安定した住環境 ・安全で質の高い保育と就学前教育、学校教育 ・医療や精神保健へのアクセス ・経済的な支援が受けやすい ・家庭に優しい働き方での就労機会
リスクになりうる因子	・予期せぬ妊娠 ・早産児 ・4歳未満、思春期 ・子どもが養育者の期待に沿わない ・特別な支援が必要 ・泣き止まない ・身体的な特徴 ・知的発達症 ・神経発達症 ・慢性疾患 ・LGBTQ	・限定的な学歴 ・不安定な経済状況 ・感情コントロールの難しさ ・うつなどの精神疾患 ・アルコールや薬物の不適切な使用 ・犯罪歴 ・自己肯定感が低い ・被虐待体験 ・子どもの発達の知識がない ・ボンディング困難 ・子どもの世話をしないこと ・ひとり親、多子家庭 ・離婚、離別 ・家族内の暴力 ・家庭内の非血縁者 ・親戚からのサポートがない	・地域での孤立 ・コミュニティのつながりが弱い ・ジェンダー、社会的格差 ・住環境の問題、高い転居率 ・高い失業率、貧困率、犯罪率、教育率 ・青年向けのアクティビティが少ない ・アルコールや薬物へのアクセスが容易 ・虐待、性搾取、労働への適切な政策やプログラムがない ・暴力やしつけのための体罰、古典的ジェンダー役割を容認し、子どもと養育者の関係性を軽視する文化 ・低い生活水準、社会経済的格差や不安定さにつながる政策

（文献1, 2, 3より作成）

反対に、リスクになりうる因子としては、保護的要因の裏返しであることも多いのですが、これまでの研究で特に明らかになっているものとして、予期せぬ妊娠の経過や子ども自身の年齢、身体的・発達的な特徴や疾患などが挙げられます。養育者の社会経済的な状況に加えて、精神的な不調・疾患や情緒的な困難さ、アルコールなどの嗜癖、養育者自身の被虐待体験、子どもの発達の知識、ひとり親などの家族構成、家庭内での暴力や孤立などが明らかになっています。さらに、地域での孤立や地域の環境の不安定さ、子どもへの暴力や権利の侵害を容認する文化、社会経済的状況の不安定さにつながる政策、子どもの権利を保障するための適切な政策がない場合には、虐待やネグレクトにつながりやすいことがわかっています。

　ここで留意すべきことは、例えば「子どもの要因」や「養育者の要因」と書いてあるものであったとしても、それらは純粋に生来的要素や個人に限定した要素のみならず、環境によって形づくられるものも多いということです。また同じ因子であっても、その程度や、子どもと周囲への影響は様々であり、保護的因子とリスク因子がどのように組み合わさっているか、どのような時系列で存在しているかが重要になる場合もあります。福祉の分野では、しばしば因子のチェックリストが用いられます。それ自体を否定するつもりはありませんが、その因子がどのような文脈で存在していて、かつ、子どもや養育者にとってどのように体験されているのか、というまなざしを忘れてはならないと思います。

　医療に関わる人が「自分は虐待やネグレクトにあった子どもの診療の経験がなくて」と話すことがあります。おそらくここには少なくとも二つの背景があると思います。一つ目は、虐待やネグレクトを受けている子どもに出会っているけれども気づいていない可能性です。世界的には4人に3人の2-4歳の子どもが養育者による身体的・心理的な暴力を受けているとされ[4]、日本でも子ども時代の逆境的な体験のある人は約3割[5]、最近の子ども自身への自治体調査でも、家の人からの暴力や暴言があると答えた子どもは1割以上います[6]。子どもたちから発せられている様々なサインとその気づきについては他章で詳しく述べますが、私たちのアンテナを丁寧に立てていることが重要です。二つ目が、本章に関わる部分です。子どもの虐待とネグレクトには様々な要素が関わりますが、例えば子ども自身の特徴として、慢性疾患や知的発達症、神経発達症、早産低出生体重児の子どもなどは、私たち医療者が日常的に出会う存在です。問診の中で養育者に精神的な不調があることや、家庭の経済状況が厳しいことに気がつくこともある

と思います。こうした子どもや家庭にどのようなアセスメントを行い、声をかけ、処方（心理社会的なものも含めた）をするのかが、実は虐待の予防やその反対に虐待の助長になっていることもあるかもしれません。さらに、例えば健診を通して、子どもの発達に応じた対応やペアレンティングのヒントを共有することや、地域で医療や保健へのアクセスを向上させる取り組みを行ったり、子どもへの暴力の影響についての啓発活動に参画したりすることもまた、子どもの虐待とネグレクトの防止にも強く関連しているのです。すなわち、私たちは誰もが日常的に子どもの虐待とネグレクトに関与し、それを形づくる要素の一部であるといえます。

　ここで、いわゆる「虐待の連鎖」についても、虐待に関わる要素という視点で眺めてみます。「虐待の連鎖」はしばしば使われる言葉ですが、正確には、「自分の親から虐待を受けたことのある養育者が、自分自身の子どもを虐待する」という家庭内に限定した狭義の連鎖と、「何らかの虐待（養育者からだけによらない）を受けた養育者の子どもが（養育者からだけによらない）何らかの虐待を受ける」という広い意味での暴力や剥奪の連鎖をとらえるものがあります[7]。また統計上も、どのくらいの割合で虐待が連鎖するかには相当なばらつきがあり、虐待があっても次世代の虐待のリスクは上がらないとするものから、数十倍になるとするものまであります[8]。その背景として、虐待の連鎖の定義や、虐待につながりうる様々な因子を統計学的に調整していないことなどが挙げられています[8]。例えばAさんが社会経済的に不安定で孤立した家庭において、養育者のメンタルヘルスの不調の中で、子ども時代に虐待を受けていたとします。Aさんは虐待の影響で勉強に集中することができず、また地域にこの家庭に対する経済的あるいは関係性の面での十分な支援がなかったとすると、Aさんには十分な学習と能力を伸ばす機会を保障されず、そのために不安定な仕事につかざるを得ないかもしれません。またAさんの住んでいる地域に、メンタルヘルスの不調を持っている人に対してのスティグマがあり、かつ精神医療へのアクセスも不十分であったとしたら、Aさんもまた（養育者と同じように）精神的に不調であったとしても適切なサポートを得られないかもしれません。そうしてAさんが成人になって自身の子どもと暮らしたとき、前世代の不安定な社会経済的状況とメンタルヘルスの不調がそのまま持ち越され、さらに地域社会に十分なサポートのない状況や十分な社会保障、医療や福祉へのアクセスとスティグマの文化が世代を超えても変わらなければ、Aさんが子どもに対して不適切な関わりをせざるを得ない

リスクは高まるといえます。

　「虐待の連鎖」というのは強い言葉です。私が関わった子どもたちやその養育者の方たちにも、自らが虐待やネグレクトの環境の中で育ったことによって、それが次世代に連鎖するのではないかと恐れ、子どもを迎えることに強い抵抗や恐怖感、罪悪感すら持っている方たちが少なからずおられました。何が連鎖するのか、どんな文脈で連鎖するのか、それは個人の要因や気質ではなく、子どもと養育環境を取り巻くエコロジカルモデルの要因やその相互作用の連鎖かもしれないのです。虐待の連鎖は、個人の責任ではなく、子どもを取り巻くすべての人の手の中にあるのです。子どもとその周囲がその連鎖を引き受けなくてもいいように、医療を含めた周囲の状況を変えていくことが求められます。

【参考文献】

1）Center for Disease Control and Prevention. Violence Prevention. 2022.
https://www.cdc.gov/violence-prevention/index.html（2024/9/27 閲覧）
2）World Health Organization. Child Maltreatment. 2020.
https://www.who.int/news-room/fact-sheets/detail/child-maltreatment（2024/9/27 閲覧）
3）Flaherty EG, Stirling JJ, American Academy of Pediatrics. Committee on Child Abuse and Neglect. Clinical report—the pediatrician's role in child maltreatment prevention. Pediatrics. 2010; 126: 833–841.
4）World Health Organization. Child maltreatment. 2022.
https://www.who.int/news-room/fact-sheets/detail/child-maltreatment（2024/9/27 閲覧）
5）Tani Y, Fujiwara T, Kondo K. Association Between Adverse Childhood Experiences and Dementia in Older Japanese Adults. JAMA network open. 2020; 3: e1920740.
6）世田谷区子ども・若者支援課．小学生・中学生アンケート結果（速報値）概要版 . 2024.
https://www.city.setagaya.lg.jp/documents/2133/gaiyoubann.pdf（2024/9/27 閲覧）
7）Langevin R, Marshall C, Kingsland E. Intergenerational Cycles of Maltreatment: A Scoping Review of Psychosocial Risk and Protective Factors. Trauma Violence Abuse. 2021; 22: 672-688.
8）Ertem IO, Leventhal JM, Dobbs S. Intergenerational continuity of child physical abuse: how good is the evidence? The Lancet. 2000; 356: 814-819.

2

アタッチメントと発達

山口　有紗

> **POINT**
> ・子どもの虐待・ネグレクトを考える上では、アタッチメント・発達・トラウマの3つ
> 　の視点が不可欠であり、医療者はこれらのいずれにも、関わりを持つ可能性が高い。
> ・安定したアタッチメントは、自己や社会への基本的信頼感、自己感の安定の基盤となり、
> 　それが社会との関係性の持ち方の鋳型となる。虐待やネグレクトなどのアタッチメン
> 　トが形成しにくい状況では、自己や世界への不信感、世界とのつながりにくさを生じる。
> 　また、何らかの要因でアタッチメントの形成がしにくい場合、虐待やネグレクトにも
> 　結びつきやすい。
> ・神経発達症のある子どもは虐待を受けやすい。また、虐待の影響が神経発達症と類似
> 　することがある。子どもの神経発達の方向性やそのユニークさについて、環境との相
> 　互作用の観点から立体的にアセスメントすることが必要である。

　子どもの虐待を考える上で、アタッチメント・神経発達・トラウマという3つ
の要素と、それら相互の関わりがいかに重要かは、強調してもしすぎることはあ
りません。第1章（1頁参照）では、子どもの発達の土台としてのアタッチメン
トの重要性に触れました。また前節では、虐待に関わる因子として様々なものを
挙げましたが、妊娠出産のプロセスや生後早期の環境、子どもの特徴と養育者の
状況、養育者の発達への理解や良好な教育環境など、アタッチメントと神経発達
に関連する項目が多いことがわかります。

　実は私たち医療者は、例えば周産期からの関わりや乳幼児健診、その後の発達
相談などで、子どものアタッチメント形成とそれに関わる要素や神経発達に関与
していることがとても多いです。すべての医療者が子どもの権利とウェルビーイ
ングの視点から、アタッチメント・神経発達・トラウマを理解することが、子ど
もの虐待とネグレクトを複合的にとらえ、それらを真に予防しケアすることに
つながると信じています。そこで本節では、まず子どものアタッチメントと神経
発達特性について、読者の皆さんと共有します（トラウマについては、第4章／
71頁参照）。

そもそも「アタッチメント」とは何でしょうか。アタッチは「くっつく」という意味で、単純化していえば、「情動の崩れを、ひとりではなくつながりによって立て直す」システムのことです。日本語ではアタッチメントが「愛着」と訳され、ときに「深い愛情」「母親とのつながり」などと誤解されていることがあるようにも感じますが、アタッチメントは動物として備わった生存のためのシステムであり、また、主なアタッチメント対象は母親とは限りません。

私たち動物は、危機的な状況で不安や恐れを感じます。その際、人間の子どもは特に、生存のために養育者に依存しなくてはならない部分が大きく、こうした情動の揺らぎを主たる養育者によって調整されることで心地よい状態に戻っていきます。

アタッチメント理論は、最初にBowlbyによって提唱され、その後、Ainsworthらによってさらに体系化されました[1,2]。アタッチメント・システムは、以下の4つの機能に特徴付けられます。

・近接の維持（Proximity maintenance）：子どもが不安や脅威を感じたとき、養育者のそばに留まり、安心を求める。
・安全な避難場所（Safe haven）：養育者に助けや保護を求め、心の安定を得る。
・分離抵抗（Separation protest）：アタッチメント対象との分離に抵抗を示す。
・安全基地（Secure base）：養育者の存在によって安心し、主体的に探索行動を行える。

例えば、乳児は空腹や不安を感じたとき泣いて養育者を呼び寄せます。養育者がこれに応じて子どもを慰め、不安を取り除くことで、子どもは再び安心して外の世界を探索します。このようなやり取りが特に生後数年で繰り返されることで、アタッチメントのパターンはその子どもの中に深く刻まれていきます。

日常的に、無条件にアタッチメントの機能が保障され、つらい状態であってもそれが関係性によって癒やされることを幾度となく経験することで、子どもは主要なアタッチメント対象（多くの場合は主たる養育者）と安定したアタッチメントを築きます。この安定したアタッチメントは、その後の発達の基盤となり、子どもに「自分は愛され、大切にされる存在である」「他者や世界は安全で、必要なときには助けてくれる」といった基本的な信頼感を育む助けとなるのです。このような自分や社会に対するとらえ方は、「内的作業モデル」または「内的ワーキングモデル」と呼ばれることもあります。安定したアタッチメントを通じて形成されたこのモデルは、成長の過程で様々な人間関係や社会関係のいわば「雛形」としてより広く適応されていきます。

さらに、子どもが安定したアタッチメントを持つことで、自分と他者の心を理解し共感する力（メンタライゼーション）が育まれます。例えば、養育者が子どもの状態や感情に共感し、「悲しかったね」といった言葉や悲しそうな表情、声の調子でその感情をラベリングすることで、子どもは自身の心身や他者の状態や感情に気づきやすくなり、やがて苦しみも癒えると学んでいきます。

　こうしたプロセスは、子どもの自己感の安定や自己調律（感情や考え、身体の調子、行動のコントロール）の基盤を形成します。アタッチメントを土台として自分の状態に気づいて調整する力が育まれていると、他者との境界や安全な人間関係、社会的な所属感を持ちやすくなる、すなわち第1章（1頁）でお示ししたような発達の土台が安定するのです。

　また、アタッチメント対象は必ずしも血縁の親、特に母親ではなくても良いということは重要です。アタッチメントの初期の研究は母子関係の観察によるものが多かったために、アタッチメントが母子の関係と結びついて論じられることは多いですが、子どもがつらいときにくっつく安定した対象が、例えば里親や保育園の先生、地域の人であってもいいのです。もっといえば、エコロジカルモデルの中にいる私たちすべての人が、子どもにとってのアタッチメント対象になりえます。最近では、階層的組織化モデル、独立並行的組織化モデル、アタッチメント・ネットワークなど、子どもは様々なアタッチメント対象に囲まれながら育っていくことを強調する考え方もあります。さらに、生後早期のアタッチメントは子どもの内的作業モデルを形成する重要なものですが、その時期にアタッチメントが不安定になったとしても、それは一巻の終わりではなく、その後もアタッチメントのパターンは変わり得るものだということが知られています。アタッチメントの重要性はもちろんですが、それが特定の養育者の方へのプレッシャーにならないようなコミュニケーションを、私たち医療者は心がけたいと思います。

　児童虐待に関わる読者の中には、「つながりにくさ」や、人間や社会への絶対的な不信感のようなものを持っている子どもや養育者に出会ったことがある方もいらっしゃるかもしれません。その背景には、これまでのその方の経験、心身の不調や社会的な状況、トラウマによる影響など様々なことがあると思われますが、発達の土台としてのアタッチメントの不安定さが、こうしたつながりにくさや不信感に通じている場合もあります。幼少期から、「不安や脅威を感じても守ってもらえない」「守られるどころか攻撃や暴力を受ける」という経験を繰り返すと、内的作業モデルが「世の中は安全ではない」「自分には守られる価値がない」という信念へと変わってしまうことがあります。この信念は、例え目の前に温かい

ケアがあったとしても、安心してつながることを妨げ、警戒心や抵抗感を生じさせます。その結果、さらに他者との関係の中で傷つき、孤立が深まり、内的作業モデルが強化されてしまう悪循環が生まれることもあるのです。

　次に、もう一つの重要な要素である、子どもの神経発達特性について触れたいと思います。「発達障害」や「神経発達症」という言葉を耳にしたことがある方も多いかもしれません。これらは、個人が持つ脳の発達の特徴による日常の困難感を指す診断名ですが、その定義は流動的で、時代や状況によって変化してきました。例えば、米国精神医学会の「精神疾患の診断・統計マニュアル第5版（DSM-5）」[3]では、神経発達症（以前は発達障害と呼ばれていたもの）は、知的能力障害、コミュニケーション症、自閉スペクトラム症（Autism Spectrum Disorder；ASD）、注意欠如多動症（Attention-Deficit／Hyperactivity Disorder；ADHD）、限局性学習症、運動症（発達性協調運動症、常同運動症、チック症）、そしてこれらに分類されない「他の神経発達症」とされています。神経発達症の特徴は、幼少期、特に小学生から中学生頃までに明らかになることが多いですが、生後早期には見えにくい場合もあります。また、本人や周囲が工夫や努力を重ねることで、思春期や成人期になるまで目立った問題として顕在化しないこともあります。一方で、困難な状況下に置かれた養育者が、神経発達特性を持ちながらも診断を受けたことがない場合、育児の中でその特性が困難感として表出し、周囲との摩擦を引き起こすこともあります。また、神経発達症には様々な他の神経発達特性、あるいは精神的な状態が併発しやすいという特徴があります。例えば、自閉スペクトラム症の場合には、知的障害の合併は10％程度、ADHDの合併は30％程度との報告もあり、その他、学習障害、不安障害や気分障害なども起こりやすいといわれています[4]。

　このような診断名が存在している一方で、私たちは誰しも、独自の脳の発達特徴を持っています。すべての人がユニークな脳の発達を持っているという前提に立つ「ニューロダイバーシティ」と呼ばれる考え方もあります[5,6]。近年、この考え方は、神経発達症などを持つ人々がいわゆるマジョリティである「定型発達の人」の基準に適応することを訓練などを通して目指すのではなく、それぞれの特性を生かしながら生活を豊かに営める社会を目指すべきだという理念として注目されています。診断をつける前に（診断をすると、それを治療し症状を打ち消したくなるという医療のある種の呪縛を解くという意味でも）、「病理」としてではなく「状態」として、かつ何が「いい状態」なのかを、当事者自身の声をもとに、かつ社会のシステムの改善のためのヒントとして共に考える姿勢が求められ

ているように感じます。

　基本的なこととして、神経発達症は脳機能の特徴に由来し、養育の仕方や本人の努力不足によるものではありません。しかし、この理解には、発達障害特性と養育などの環境の相互作用の大きさを考慮することが求められます。まず、虐待やネグレクトなどの逆境的な体験やアタッチメントの不安定さは、神経発達症に類似した特徴を引き起こす場合があるという点です（第4章／71頁参照）。つまり、神経発達症の診断があるからといって、養育環境やその影響の評価を軽視してはならず、総合的な視点でのアセスメントが求められます（ときどき、発達障害は診るけれどもトラウマは診ません、という医療機関があると聞きますが、それはむしろ不可能なようにも思います）。次に、神経発達症の診断基準には「その症状は、社会的、職業的、または他の重要な領域における現在の機能に臨床的に意味のある障害を引き起こしている」という項目が含まれていますが、困難感が顕在化するかどうかは周囲の環境に大きく依存しているという点です。環境要因がその人の特性を支えるか、逆に困難を増幅させるかによって、同じ特性が異なる影響を及ぼす可能性があります。生来的な脳の発達の特徴が現在の医療では変わらないことに加えて、「障害」になるかどうかは環境との掛け合わせにより決まるので、この疾患（というよりも脳の在り方）は、社会の側がどうあるべきかがとても重要であるともいえるでしょう。

　子どもの虐待との関連では、里親のもとで育つ子どもの約25％、児童養護施設では37％の子どもが心身の障害を持つとされていて、そのうちの多くを、知的発達症、ADHD、自閉スペクトラム症が占めています[7]。また、神経発達症など何らかの障害のある子どもは虐待を受けやすく、障害のある子どもの3-10％が虐待やネグレクトの被害に遭い、その頻度は障害のない子どもの3倍との報告もあります[8]。さらに、神経発達症がある場合には、アタッチメントのあり方も変わってきます（例：アタッチメント対象に近接しにくい、あるいは養育者からの働きかけへの反応が薄いように見えるため、養育者が安定した情動調律を行いにくいなど）。つまり、子どもの神経発達の特徴を、先天的な脳の発達の特徴、後天的な環境からの影響などを踏まえて立体的にとらえ、その方の安心で安全な未来の構成要因へのヒントとする姿勢が求められるといえるでしょう。

　子どもの発達をアセスメントする際には、ここまでに述べたような、エコロジカルモデルの全体を眺めながらも、子どもの育ちの土台の各要素と、その中でその子どもがどのような発達の特徴（先天的あるいは後天的な適応を含む）を持っているかという、鳥の眼と虫の眼を行き来するような視点が不可欠です。例えば、

ある子どもが、他者の気持ちを理解するのが難しかったり、距離感が独特だったりする場合を想像します。もしもその背景にあるネグレクトや不安定なアタッチメントの影響があれば、必要なのは問題行動を抑えることを目的としたソーシャルスキル・トレーニングではなく、温かい見守りの中で子どもが好きなことをゆったりと探求し、存分に遊び、失敗したときに助けを求められる経験を積むことかもしれないのです。表面的な「問題」を取り除くだけでなく、育ちの土台全体をまなざし、その子どもと周囲にとって最善の利益になるアプローチを追求する医療者でありたいと感じます。

【参考文献】

1) Bowlby J. Attachment and loss: Vol 1. Attachment. Basic Books. 1969/1982.
2) Ainsworth MDS, Blehar MC, Waters E, et al. Patterns of Attachment: A Psychological Study of the Strange Situation. Psychology Press. 1978.
3) American Psychiatric Association（著）, 日本精神神経学会（日本語版用語監修）, 高橋三郎, 他（監訳）. DSM-5 精神疾患の分類と診断の手引. 医学書院, 2014.
4) Lord C, Elsabbagh M, Baird G, et al. Autism spectrum disorder. Lancet. 2018; 392: 508–520.
5) Pellicano E, den Houting J. Annual Research Review: Shifting from 'normal science' to neurodiversity in autism science. J Child Psychol Psychiatry. 2022; 63: 381–396.
6) Dawson G, Franz L, Brandsen S. At a Crossroads-Reconsidering the Goals of Autism Early Behavioral Intervention From a Neurodiversity Perspective. JAMA Pediatr. 2022; 176: 839–840.
7) 厚生労働省. 社会的養育の推進に向けて. 2022.
https://www.mhlw.go.jp/content/000833294.pdf （2024/9/30 閲覧）
8) Legano LA, Desch LW, Messner SA, et al. Maltreatment of Children With Disabilities. Pediatrics. 2021; 147: e2021050920.

3

子ども虐待のライフコースへの影響
～子ども時代の逆境的体験と保護的体験に関わる研究

山口　有紗

POINT

- 虐待やネグレクトは、短期的には様々な外傷や成長発達への影響、情緒行動上の変化を子どもにもたらす。
- 虐待やネグレクトを含む、子ども時代の逆境的体験は、ライフスパンを通して、その人の心身の健康や社会的な状態に影響を与え続ける。
- 子ども時代のポジティブな体験や、安全で安定した継続的な関係性と環境は、子どものレジリエンスの源泉となり、逆境体験の影響を緩和することが知られている。

　児童相談所で子どもと面談をするとき、しばしば尋ねる質問があります。「もしも神様がいて、願いが3つ叶うとしたら、どんな願いごとをしますか」というものです。長期間の虐待の中で育ったある子どもは、この質問に対してしばらく沈黙した後、絞り出すような声で、次のように答えてくれました。

　「……，願いは，ない。ただ，楽に生きたい。」

　虐待が、子どもの世界や将来への認識に大きな影響を与えていることを如実に表している言葉だと思います。

　では、子どもの虐待とネグレクトは、子どもの「今」や「未来」にどんな影響をおよぼすのでしょうか。ここでは、子ども時代の体験という曝露が、子どものライフコースにわたって与える影響について、これまでの研究から概見します。

第2章　なぜ子ども虐待・ネグレクトに医療者が関わるのか

1　子ども虐待の短期的な影響

　虐待やネグレクトは短期的に、様々な程度の外傷や発育不全、情緒行動上の変化など、子どもに心身の影響を与えます。身体的虐待を受けた子どもは、頭部外傷、皮膚の損傷、熱傷、耳鼻咽喉頭や口腔の損傷、内臓の損傷、骨折など、様々な損傷を被りますし、虐待による乳幼児頭部外傷（Abusive Head Trauma in Infants and Children；AHT）のように致死率の高いものもあります。また、ネグレクトにより飢餓や溺水、火災、車中での熱中症など、致死的な転機をきたすこともあります。死に至らなくても、身体的には栄養不足による体重増加不良や、医療ネグレクトで適切な医療を受けられないことによる心身への影響、教育ネグレクトによる学習面での困難や経験の不足などの影響は、子どもの権利の保障という面でも、その子どもの育ちに大きな影響を与えます。性的虐待による心身社会的なダメージは長期にわたることが知られていますが、短期的にも、性感染症や妊娠などの重大な影響を子どもたちが引き受けることになります。

　すべての虐待は心理的虐待の側面を持ち、健康な育ちに必要な環境や関係性の剝奪の側面を持ちうるため、子どもの精神的な健康に影響を与えない虐待は存在しません。被害にあった子どもは、自尊心の低下、不安やうつ、注意集中の問題やトラウマ性のストレス障害などの情緒・行動上の問題を持ちやすいとされます。中には、「解離」と呼ばれる自己の切り離しによって、その場を何とか生き延びている子どももいます。こうした場合には、記憶がなくなったり自分の日常の連続性が絶たれたりすることで、日々の生活に支障が出ることもあります。

2　子ども時代の逆境的体験がライフコースを通しておよぼす影響

　このように、虐待を受けることによって、その子どもはまさに「今」、心身を傷つけられ、その影響を受けることになります。あるいは「生まれてこなければよかった」といわれたり、これまでに大切にしてきたものを否定されたり捨てられたりして、「過去」を傷つけられるかもしれません。

　ここからは、さらに「将来」を含む、ライフコースを通した影響について概観します。虐待やネグレクトなどの子ども時代のつらい体験の重なりは、その子どもの数十年後の心身および社会的な健康にも影響をおよぼすことが、ここ30年ほどの研究で次々と明らかになってきました。

子ども時代のつらい体験についての学術的な研究は、「子ども時代の逆境体験（Adverse Childhood Experiences；ACEs）」の研究として、日本でも近年やっと知られるようになってきました。皮切りとなったのは、1998 年の Felliti らの研究です[1]。Felliti らは、米国で 13,000 人以上の成人を対象とした大規模調査研究を行い、ACEs（身体・心理・性的虐待、身体的・心理的ネグレクト、親の精神疾患、親の薬物・物質依存、離婚・離別、家庭内暴力、親の投獄歴など）が成人期の身体的および精神的な疾患（例：心疾患、がん、脳卒中、肥満、糖尿病、うつ、自殺企図、性感染症など）のリスクを有意に上昇させること、しかもACEs の数が多いほど、これらのリスクも上昇することを明らかにしました。また、ACEs は決して稀なことではなく、調査対象者のおよそ半数が、一つ以上のACEs を体験し、二つ以上の ACEs を有している人も約 4 分の 1 いることが明らかになったのです。この研究は、トラウマの医学や心理学、公衆衛生学、さらに広く社会的に大きな注目を集めました。ここまで逆境体験が広く存在していることと、それが現在の社会で問題となっている多くの健康課題につながっている可能性に、多くの人が驚いたり、納得がいったりしたのでしょう。その後の研究では、オリジナルの ACEs 研究の項目に加えて、経済的困窮や住んでいる地域での暴力、差別・排除なども考慮されるようになり、脳神経学的に見た「脅威」と「剥奪」という観点なども加わって、概念が多様化しています[2,3]。また予後として、疾患・病気になることを超えて、健康に関わる行動（喫煙やアルコール、薬物の使用など）、社会経済的機会（就学状況や学歴、就職、収入など）に与える影響も示されています[4]。さらに成人期を待たずして、子ども時代にもすでに身体的・精神的な健康に影響を与えることも、次々に明らかになりました[5]。日本の研究でも、およそ 30％の人に一つ以上の逆境体験があるという報告[6]もあり、ACEs の周知度も上がっています。日本では、子どもや若者の自殺が現代の課題として取り上げられることが多いですが、日本財団が 18-29 歳を対象とした 2023 年の調査[7]では、18 歳までの逆境的な体験が多いほど希死念慮のある人の割合が増え、逆境体験が 4 つ以上ある人の 9 割以上に、死にたいと思った経験があるという結果が出ています。一方で日本では、こうした子ども時代の体験についての大規模な追跡調査によるデータなどが不足しており、逆境的な体験が誰にでも起こりうること、かつ予防可能なことであるという認識が、未だ十分には共有されていないなどの課題もあります。医療は多くの人がアクセスし、かつ情報を求める場であり、様々な個人的な過去の情報を開示しやすい場所です。逆境体験の調査やケア、啓発など、医療現場においてできることは多くあるのではないでしょうか。

3 傷つきの中で育つこと

　逆境体験が子ども時代を含むライフコース全体にわたって心身の健康に影響を及ぼすメカニズムには、様々な要素が絡み合っていると考えられています[4,8]。図2-1[9]に示されているのは、米国疾病予防管理センター（Centers for Disease Control and Prevention；CDC）が提示しているこのメカニズムの仮説です。図2-1では、逆境的な体験が神経発達や免疫系、内分泌系に影響を与え、それが遺伝子発現をも変化させることで、痛みや睡眠の不調、気分の落ち込み、集中困難といった心身的・社会的困難を引き起こすプロセスが想定されています。たとえば、身体的虐待を受けた子どもでは前頭前野が萎縮することや、暴言やDVを見聞きした子どもでは視覚野の萎縮が起こったり聴覚野が肥大したりすることや、ネグレクトを経験した子どもの前帯状皮質が肥大することなどがこれまでの研究でわかっています（図2-2）[10]。これらの心身・社会的な困難を緩和するために、その人は一見不健康に見える（でもその時のつらさをなんとか凌ぐのには役に立つ）、喫煙、飲酒、過食、安全でない性交渉などの対処行動に頼ることが増え、その結果、慢性的な疾患の発症や人生の機会を失ってしまうといった負の連鎖が生じるというのです。

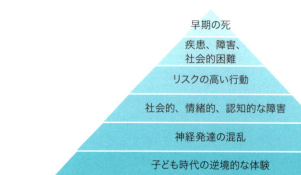

図2-1　逆境体験がライフスパン全体を通じて健康と幸福に影響を与えるメカニズム
（文献9より作成）

図 2-1 が示すもう一つの重要な点は、当初は「逆境的な体験」以降の個人の中でのプロセスにのみ焦点が当てられていたものが、現在ではその逆境が生じる背景——すなわち個人の体験を取り巻く社会的・歴史的な文脈——にも視野が広げられていることです。このような視点の進化により、逆境の影響を捉える際には、個人の体験だけでなく、それを生み出す要因や背景全体、さらには地域や歴史的な文脈に目を向ける必要性が明確になってきました。

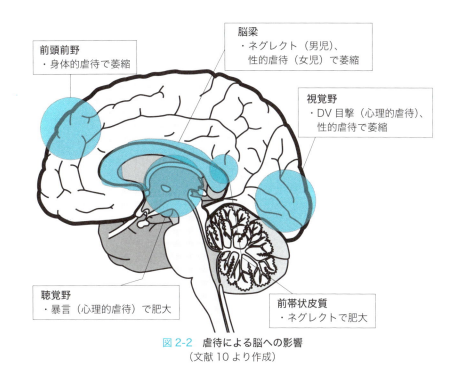

図 2-2 虐待による脳への影響
（文献 10 より作成）

また、逆境体験は決して個人に限定される経験ではありません。逆境が集団や社会全体に共有される、例えば自然災害や紛争のような「コレクティブ・トラウマ」や、「コミュニティにおける ACEs」という概念も近年注目を集めています[11]。こうした視点の広がりは、子どもを取り巻く環境や状況を包括的に理解し、そこに働きかけることの重要性を示しています。このようなエコロジカルなアプローチこそが、子どもたちへのより効果的な支援や予防策を構築する鍵になると考えられます。

また、第 1 章（1 頁）で述べたアタッチメントとの関連では、子ども時代の虐待やネグレクトなどの逆境体験が、結果としてアタッチメントの不安定さをもた

らすこともあります（例：子どもが泣いてケアを求めた際、時には癒され、時には殴られるという不安定な関わりが繰り返されるなど）。同時に、様々な要因でアタッチメントの形成困難がある場合に、それが虐待やネグレクトにつながる場合もあります（例：子どもに神経発達特性があり、子どもからのわかりやすい発信が少ない場合に、養育者が応答したり喜びを感じたりしにくくなり、ネグレクト傾向になるなど）。アタッチメントが不安定であれば、子どもは生後早期の発達課題である自分や世界への基本的な信頼感や安全感を持ちにくくなります。すると、その子どもは、そこからさらに積み重なる発達課題である、自己の心身のコントロールの獲得、自他の境界とアイデンティティの形成、自分とは異なるものの受容、社会との関係性の持ち方などが積み上げにくくなります。そして、そのそれぞれの過程において、さらなる傷つきを受けやすくなるかもしれません。虐待などの逆境的体験を重ねた子どもは、しばしば発達障害と類似した症状を呈するとされていて、「発達性トラウマ障害」などの概念も提唱されています（表2-2）[12]。まさに「傷つきの中での発達」が、こうした様相を呈するといってもいいかもしれません。

表 2-2　発達性トラウマ障害

曝露：子ども時代から 1 年以上続く	暴力の経験・目撃、養育破綻（養育者の交代、アタッチメント形成不全）
情動・生理的コントロールの困難	怒り・恐怖などをコントロールできない、睡眠・摂食・排泄の問題、感覚過敏・鈍感さ、行動の切り替え、感覚や感情に気づき言語化できない
注意・行動コントロールの困難	脅威の認識低下、自暴自棄、自己慰撫、反復性自傷、目的のある行動の持続困難
自己・関係性のコントロール困難	否定的自己感、不信感と反抗・反射的暴力・言葉の暴力、過剰な依存と対人接触、苦痛へ共感しない・過剰に反応
トラウマ後スペクトラム	PTSD の症状（再体験、過覚醒、回避・麻痺）を部分的に満たす

（文献 12 より作成）

4 社会全体へ経済的な影響

　虐待などの逆境的な体験がもたらす影響は、決して個人にとどまるものではあ

りません。米国の試算によれば、子ども時代の逆境体験を予防することで、うつ病の44%、喫煙の33%、失業の15%を防ぐことができ、これらに関連する社会的なコストを大幅に削減できるとされています[4]。日本でも同様に、虐待が社会に及ぼす経済的影響が試算されています。一例として、虐待に関連する直接的な費用（治療費や児童福祉施設の運営費など）と間接的な費用（子どもの将来の収入損失、犯罪、生活保護受給など）を合わせた総額が年間1兆6,000億円にのぼるとする研究があります[13]。ただし、日本においては子どもの虐待とその影響についての継時的かつ包括的なデータを収集することができておらず、実際にはこれらの試算に含まれていない経済的負担がさらに多く存在することも予想されます。いずれにしても、虐待は経済的にも、日本の社会全体にとって無視できない大きさの影響をもたらすものです。こうした影響を可視化し、予防的な措置を後押しするためにも、今後は社会的な費用を継続的にモニタリングしていくことや、さらに権利の実現という視点でより広く社会への影響をとらえる指標などが必要かもしれません。

5 リスクからレジリエンスへ〜子ども時代のポジティブな体験

　ここまで、虐待などの逆境体験が子どもに与える短期的・長期的なネガティブな影響について述べてきました。しかし、こうした逆境体験は決して人生の一巻の終わりではありません。どんなにしんどいことがあっても、人にはその人のペースと方法で回復する力があります。

　皆さんは「レジリエンス」という言葉を聞いたことがあるでしょうか。レジリエンスについての研究は1970年代ごろから盛んになりましたが、当初は戦争や災害や極度の貧困などの逆境に置かれた個人が、それでもなおその環境に適応しながら精神性を保ったり抵抗したりして、いわゆる精神的な疾患（という、一般社会で想定される「悪い」結果）などにならない力として定義されていました[14]。しかしその後、レジリエンスはもっと一般的に存在していて、すべての人の中にあるものであることが認識されるようになりました[15]。さらに、レジリエンスは「打たれ強い」「しなやか」「前向き」などの個人の資質や精神的な強さに限定されるのではなく、より広く、「その人の周りの家族やコミュニティがその人にとって有効な方法でリソースを共有しながら、その人のウェルビーイングを保つことができる力」も含むようになりました[16-18]。つまり、子どもを取り

巻くエコロジカルモデルの中のすべてのもの・こと・人が、子どもにとってのレジリエンスになりうるということです。

　虐待とネグレクトをはじめとする様々な逆境体験が子ども時代にあったとしても、同時にレジリエンスがある場合には、その影響を緩和できる可能性があります。一連のACEs研究を通じて、逆境が一般的であり、その影響が一時的なものではなくライフスパン全体にわたって続くことが明らかになる一方で、逆境だけに焦点を当てることへの懸念も生じてきました。特定の子どもや家庭が「逆境」や「被害者」というラベルを貼られることで、逆境を体験しながらも心身や社会的な健康、つまりその人にとってのウェルビーイングを維持する方法や、それを支える要因（保護因子）に目が向きにくくなる可能性が指摘されてきたのです。

　こうした背景の中で、ACEs研究に続く形で、逆境の影響を緩和する保護因子の研究が進展しました。その結果、多様な保護因子が明らかにされていますが、中でも「安全で、安定した、あたたかい関係性と環境（Safe, Stable, Nurturing Relationships；SSNRs）」が、子どものレジリエンスを育み、ライフコース全体を通じて心身の健康とウェルビーイングを促進することが示されています。特に、受胎から最初の1000日間は脳の発達における基盤が形成される時期であり、この期間における養育環境の重要性が広く認識されるようになっています。また、18歳までの「ポジティブな体験（Positive Childhood Experiences；PCEs）」が逆境の負の影響を緩和する効果を持つことも、さまざまな研究で明らかになっています。

　子ども時代のポジティブな体験（PCEs）は主に、①あたたかく支持的な関係性、②発達や遊び、学習が可能な安全で安定し、公平かつ保護的な環境、③強い社会的なつながり、④社会的・情緒的な能力の高さの4つに分類されます[19]。たとえば、Bethellらによる研究では、6,188人の成人を対象に、18歳までのポジティブな体験の数と成人期以降の精神的不調および社会的サポートとの関係を調査しました。その結果、子ども時代のポジティブな体験が多いほど、逆境体験があった場合でも成人期以降の精神的不調が少なく、反対に心理社会的なサポートを強く感じる傾向が示されています[20]。

　この研究では、逆境体験が多い人ほどPCEsも少ない傾向があり、逆境の背景にある環境とPCEsの少ない環境には共通点があると考えられています。一方で、Yamaokaらの研究では、家庭内で逆境的な関わりがあった場合でも、ポジティブなペアレンティングが独立した保護効果を持つことが示されています[21]。特に、ポジティブなペアレンティングを行うことで、ACEsの影響を上回る形で社会的・

情緒的なウェルビーイングや発達の予後を大きく改善できる可能性があるとされています[21]（SSNRsやポジティブなペアレンティングについては第5章5を参照：124頁）。

ただし、PCEsによって逆境体験の影響が完全にキャンセルできるわけではありません。例えば、ACEsの数が累積するほどに成人になったときの精神的な不調や希死念慮・自傷行為が増えることが知られていますが、図2-3[22]では、ACEsの数にかかわらず、子ども時代のレジリエンス（個人、関係性、コミュニティや文化的な要素を含んで測定）があるほど、心の調子は良いことがわかります。ただし、それでもなお、4つ以上のACEsがあって、かつレジリエンスの要素を多く持っているとされる人の精神的不調や希死念慮・自傷行為は、ACEsが一つもなく、レジリエンスが低いと定義された人よりも多いことも同時に示されています。つまり、子どもたちのウェルビーイングを保障し、虐待などの逆境体験の予後をよくしていくためには、ACEsを減らすだけでも、あるいはPCEsを増やすだけでも十分ではなく、その両方が大切だということです。

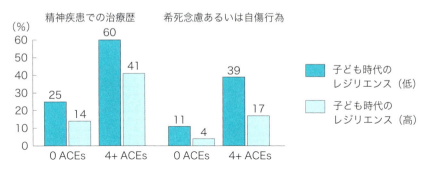

図2-3　子ども時代のACEsと将来の精神的不調、レジリエンスの関係
（文献22より作成）

【参考文献】

1) Felitti VJ, Anda RF, Nordenberg D, et al. Relationship of childhood abuse and household dysfunction to many of the leading causes of death in adults: the adverse childhood experiences (ACE) study. Am J Prev Med. 1998; 14: 245-258.
2) McLaughlin KA, Sheridan MA, Lambert HK. Childhood adversity and neural development: deprivation and threat as distinct dimensions of early experience. Neurosci Biobehav Rev. 2014; 47: 578-591.
3) Hughes K, Bellis MA, Hardcastle KA, et al. The effect of multiple adverse childhood experiences on health: a systematic review and meta-analysis. Lancet Public Health. 2017; 2: e356-e366.

4) Centers for Disease Control and Prevention. Preventing Adverse Childhood Experiences: Leveraging the Best Available Evidence. 2019.
https://stacks.cdc.gov/view/cdc/82316（2024/10/2 閲覧）

5) Oh DL, Jerman P, Marques SS, et al. Systematic review of pediatric health outcomes associated with childhood adversity. BMC Pediatr. 2018; 18: 83.

6) Fujiwara T, Kawakami N, World Mental Health Japan Survey Group. Association of childhood adversities wlth the first onset of mental diserders in Japan' results from the World Mental Health Japan, 2002 － 2004. J Psychiatr Res, 2011; 45: 481-487.

7) 日本財団 . 日本財団子どもの生きていく力サポートプロジェクト『日本財団第 5 回自殺意識調査』報告書 . 2023.
https://www.nippon-foundation.or.jp/app/uploads/2023/04/new_pr_20230407_02.pdf
（2024/10/1 閲覧）

8) Giovanelli A, Mondi CF, Reynolds AJ, et al. Adverse childhood experiences: Mechanisms of risk and resilience in a longitudinal urban cohort. Dev Psychopathol. 2020; 32: 1418-1439.

9) CDC. About the CDC-Kaiser ACE Study. 2021.
https://www.cdc.gov/violenceprevention/aces/about.html（2024/10/2 閲覧）

10) 友田明美（著）. 子どもの脳を傷つける親たち. NHK 出版. 2017.

11) ジェニファー・ヘイズ＝グルード（著），アマンダ・シェフィールド・モリス（著），菅原ますみ（監修，翻訳）. 小児期の逆境的体験と保護的体験―子どもの脳・行動・発達に及ぼす影響とレジリエンス―. 明石書店. 2022.

12) van der Kolk BA. Developmental Trauma Disorder: Toward a rational diagnosis for children with complex trauma histories. Psychiatric Annals. 2005; 35: 401-408.

13) Wada I, Igarashi A. The social costs of child abuse in Japan. Children and Youth Services Review. 2014; 46: 72-77 .

14) Ungar M. Designing resilience research: Using multiple methods to investigate risk exposure, promotive and protective processes, and contextually relevant outcomes for children and youth. Child Abuse Negl. 2019; 96: 104098.

15) Masten AS. Ordinary magic. Resilience processes in development. Am Psychol. 2001; 56: 227-238.

16) Resilience Research Centre. The Child and Youth Resilience Measure-28: User Manual. Dalhousie University. 2009.

17) Yoon S, Howell K, Dillard R, et al. Resilience Following Child Maltreatment: Definitional Considerations and Developmental Variations. Trauma Violence Abuse. 2021; 22: 541-559.

18) Ungar M. A constructionist discourse on resilience: Multiple contexts, multiple realities among at-risk children and youth. Youth & Society. 2004; 35: 341-365.

19) Sege R, Bethell C, Linkenbach J, et al. Balancing Adverse Childhood Experiences （ACEs） with HOPE: New insights into the role of positive experience on child and family development. 2017.
https://hria.org/wp-content/uploads/2017/05/Balancing-ACEs-with-HOPE.pdf（2024/10/1 閲覧）

20) Bethell C, Jones J, Gombojav N, et al. Positive Childhood Experiences and Adult Mental and Relational Health in a Statewide Sample: Associations Across Adverse Childhood Experiences Levels. JAMA Pediatr. 2019; 173: e193007.

21) Yamaoka Y, Bard DE. Positive Parenting Matters in the Face of Early Adversity. Am J Prev Med. 2019; 56: 530-539.

22) Hughes K, Ford K, Davies AR, et al. Sources of resilience and their moderating relationships with harms from adverse childhood experiences. Public Health Wales. 2018.

4

医療と子ども虐待・ネグレクト
～なぜ医療者が子ども虐待に関わるのか

山口　有紗

POINT

・医療者は、子どもの虐待とネグレクトに関わる多様な因子に様々な立場で関わる可能性がある。

・虐待やネグレクトによる医療受診だけではなく、その前後も含めて様々な関わりの窓があり、普段の診療や地域との関わりなどの中に、虐待やネグレクトへのまなざしを常に持っていることが大切である。

　本章ではここまで、子どもの虐待やネグレクトに関わる多様な因子、子どもの発達の基盤となるアタッチメントや神経発達の特徴、それらが虐待とネグレクトにどのように関わるのか、さらに子ども時代の体験がライフコースを通して心身および社会的な健康にいかに影響を与えるかについて概観してきました。

　虐待とネグレクトの予防においても、被害が起きたまさにそのときの対応においても、さらにその後のケアにおいても、医療が関わる余地がどれほどあるのか、お気づきの読者の皆さんも多いのではないかと思います。ここでは改めて医療者として虐待とネグレクトに、どのように関わることができるのか、その可能性を模索してみます。

1 虐待とネグレクトの予防

　虐待とネグレクトに関わる様々な要因の中で、医療の窓が関われることはたくさんあります。例えば、神経発達に特徴のある子どもに出会ったとき、その子どもや養育者に寄り添った声かけをし、その子どもが過ごしやすくなるような環境の整備を行い、ペアレンティングがほどよく行われるようなガイダンスを行うこともその一つです。何らかの身体的な特徴や慢性疾患を持つ子どもとその養育者が安定して継続的なアタッチメントを形成できるように、医学的に適切な治療を

行うことはもちろん、関係性を定期的に見守ることや、地域のコミュニティとの橋渡しをすることもできるかもしれません。診療中にもしも経済的に困窮している、あるいは孤立している可能性のある家庭に出会ったら、子どもや養育者の様子を丁寧に聴き、地域の連携先につなぐこともできるかもしれません。さらにコミュニティの勉強会に出席して、「地域連携」が表面的なものとならないように仲間を増やしたり、地域で虐待とネグレクトのサインやその予後についての啓発を行ったり、地域の健診や家庭訪問の質が向上するように関与することもできるでしょう。また、虐待などの逆境の予防にエビデンスのある政策として紹介した、乳幼児期のケアやペアレンティング、社会規範の醸成においても、医療が果たせる役割は多いと思います。例えば、子どもの権利の概念の先駆者であるヤヌシュ・コルチャック、子ども虐待を最初に学術的に報告したヘンリー・ケンプ、フィンランドのネウボラの産みの親であるアルヴォ・ユルッポはいずれも医療者です。子ども本人に関わるミクロな視点から、政策や社会の文化規範に関わるマクロな視点まで、ウェルビーイングの全体像の中で私たちができることはとてもたくさんあります。

　個人的なエピソードになるのですが、私は研修医のときに、診察室の中で子どもたちと出会う中で、病院の中でいわれる「地域連携」「地域につなぐ」という言葉に何となく違和感を抱きながら診療をしていました。「ここに相談先がありますよ」と、相談先の電話番号や地域の役所の担当機関を紹介する自分自身が、その相談先がどこにあり、誰がいて、相談したらどんな感じになるのか、実は全く想像できていないことに、後ろめたさを感じていました。そこで私は（生来ちょっと多動なこともあり）、いわゆる「地域」といわれる色々な場所に、自分の足で出向いてみることにしました。保健所の相談窓口で話を聞いたり、生活保護の担当の人にインタビューをしたり、児童養護施設でボランティアをしたり、両親学級の見学をしたり、子ども食堂を手伝ったり、地域の勉強会があれば顔を出してみたり……。その中で、実は子どもに関わる専門家は多数いるのにも関わらず、何となくしかお互いのことを知らなかったり、「専門性」の名の下に互いの弱みを見せられずに頼りにくくなっていることもあったりするのかなと感じるようになりました。そこで、自分が働いている地域で毎月『こども専門家アカデミー』という集まりを開催するようになりました。毎回、「子どもの居場所」「子どもの食育」「多様な学び」「外遊び」「虐待の予防」などのテーマを決めて、様々な職種が集って互いに学び合い、顔の見える関係になって交流するというものです。シンプルなことなのですが、地域の中で、子どもに関わるどんな人がどこ

にいて、どんなことを考えているかを（もちろん、すべては無理でも）少しでも知ることが、どれだけ力になるかということを痛感しました。特に、医療のような少し固い、あるいは場合によってハードルを感じやすい専門性を持っていても、わからないことや弱い部分があることをきちんとオープンに話し、そこで「弱さでこそ」つながることはとても大切だと思いました（そして、それは他の専門性でも同じだということを学びました）。「自分にはわからないけれど、この人ならわかるかも」の引き出しが増えれば、子どもとその周囲への声かけが変わり、彼らがしんどいときにこそ、子どもや周囲が専門性同士の狭間で迷わなくてもいいことが増えるのです。もうすでに様々なコミュニティをお持ちの読者の皆さんも多いと思いますが、それぞれの現場で「地域につなぐ」の解像度を地道に上げていくことが、本当の意味での地域医療、予防的な関わりにつながるのではないかと感じます。

２ 虐待とネグレクトへの気づきとケア

　普段から虐待やネグレクトのサインを知り、アンテナを張っておくことはとても大切です（第3章（49頁）や第5章（87頁）参照：より具体的な内容が詰まっています）。また、虐待に気づいて報告することは法律で定められた医療者の義務でもあります。医療者からの通告について、その少なさについては第1章（1頁）にも書いたとおりで、確信の持てなさや児童相談所との関係性などがハードルになっているようです。だとすれば、書籍や研修などを通して共通の知見を持ち、トレーニングを重ねたり、児童相談所など地域の関係機関と日頃からコミュニケーションを取ったりすることによって、その壁は越えられるかもしれません。虐待に気づいて初期対応がなされた後も、身体的なケアや発達のフォロー、こころのケアが継続的に必要になる場合もあるでしょう。その際には、第4章（71頁）のテーマであるトラウマインフォームドな視点で、ケアの中での二次的な傷つきが生じないように十分に気持ちを配りながら、子どもと養育者とともにあることが大切です。また、トラウマインフォームドなケアから、さらに専門性の高い治療が必要な子どもたちもいる中で、虐待やネグレクトによるトラウマやアタッチメントの不安定さ、そしてそれらに影響を受けている発達上の困難に対して、専門的な医療などのケアを提供できる環境は十分ではありません。医療政策として、こうした分野の人材育成やきちんとした予算の確保も役に立つでしょう。また、虐待・ネグレクトへの様々な対応がバラバラに存在するのではなく、きちんとし

たエビデンスとして積み上がっていくように、虐待の対応チームでのデータ収集や解析などを行うことも必要です。現在では、まだこうした包括的なデータベースは十分に構築されておらず、今後の課題の一つともいえます[1]。

3 虐待とネグレクトを受けた後の中長期的なケア

ここまで述べたように、虐待やネグレクトの影響は長きにわたり続きます。虐待やネグレクトが受診や相談の主訴ではなかったとしても、例えば慢性的な体調不良や、不登校、自律神経の失調症状、自傷行為やメンタルヘルスの不調などに出会ったとき、「もしかしたら」という視点で過去の傷つきを想定しておくことも大切かもしれません。先ほど紹介したACEs研究を初めに行ったFelitti医師は内科医でした。彼は肥満の治療プログラムの中で、目標体重になった後、急速にリバウンドをする人たちの背景に関心を持ち、その人たちの多くが性的虐待の被害者であったことに気づいて、ACEs研究を始めています[2]。Felitti医師が強調しているのは、健康リスクのある行動や障害に出会ったときに、「なぜ、こんなになっちゃったの？（What is wrong with you?）」ではなく、「これまでにどんなことがあったの？（What happened to you?）」という、その人の生き延びてきたストーリーを大切にする視点の重要性です[3]。もっといえば、単にその人がどんな歴史を辿ったかだけではなく（そして、それを詳しく聞く必要は決してないのですが：第5章／87頁参照）、その人がきっと色々な対処をしてきたであろうことへの敬意を、一見不健康な行動や状態の向こうに見出せる力こそが、医療者に求められるのだと思います。このように、普段の診療の中に虐待とネグレクトへの気づきのメガネを持っておくことが、本当の意味でその人のライフヒストリーと現在、そして未来を癒していくことにつながるのかもしれません。また、虐待やネグレクトに気づかれた後、様々な社会的養護につながる子どもたちに対して、医療的なフォローをすること、さらに彼らが自分の健康やウェルビーイングとのよりよい付き合い方ができるように一緒に考える機会を持つことなど、想像力を多方面に働かせることが、多くの可能性を開いていくのだと信じています。

【参考文献】

1）Yamaguchi A, Niimura M, Sonehara H, et al. The characteristics of children referred to a child protection team in Japan and factors associated with decision-making: a retrospective study using a medical database. Child Abuse Negl. 2022; 134: 105867.

2）Felitti VJ. The relation between adverse childhood experiences and adult health: Turning gold into lead. Perm J. 2002; 6: 44-47.

3）Barry C, Gundacker C. ACE: "what happened to you" screening for adverse childhood experiences or trauma-informed care. Prim Care. 2023; 50: 71-82.

第3章

子ども虐待の診断と治療

　もしも皆さんが出会う子どもに、虐待やネグレクトが疑われたら、どうしたらいいでしょうか。本章では、虐待とネグレクトを疑った際のアセスメントにおける重要な視点と、虐待の種別に応じた具体的な方法について共有します。その上で、虐待の疑いについて子どもと家族にどのように伝えるかのヒント、虐待における医療的な治療の特徴や、関係性・背景のケアの必要性についても触れます。さらに、医療機関で虐待やネグレクトが疑われて通告が行われた後、子どもにはどのようなことが起こるのかについて統計も参照しながら共有します。最後に、地域でのケアについて「社会的処方」という考え方をもとに、読者の皆さんと考えたいと思います。

1

子ども虐待の診断

奥山　眞紀子

POINT

・子ども虐待を見逃すことは、子どもの命に関わる。
・子ども虐待の診断は、確定診断ではなく、疑いを持つための診断である。
・子ども虐待の診断は、医師が行う診察だけではなく、診療に関わるすべての人の子
　どもの行動や親子関係の観察も重要になる。

※診察などについての詳細は第5章1（88頁）を参照

1　通常の診断との相違

　医療が子ども虐待の診断に寄与できることは非常に大きいといえます。ただ、医療機関を受診した子どもが虐待を受けていた可能性を判断するのは通常の病気の診断とは異なるもので、医療者としては戸惑いがあるのは当然でしょう。子ども虐待の診断は、身体的病理自体が診断となるのではなく、その機序の判断が重要となるからです。例えば、骨折があれば通常は「骨折」が診断となりますが、その骨折の原因として虐待を疑うかどうかが重要になるのです。しかも、子ども虐待を疑うことなく見逃すと、その後も暴力にさらされて心身に影響が出るばかりではなく、命を落とす危険すらあります。一方で、身体的病理自体は様々で、時には何の所見もないこともあります。子どもには何の医学的問題もないのに、救急外来に駆け込んだ養育者の抱き方の不自然さで養育の問題が明らかになって支援につながった事例もあります。乳幼児期の外傷から子ども虐待を疑うことはより一般的になってきていますが、それに限らず、子ども虐待が起きている可能性を意識することは大切なことです。

　子ども虐待の確定診断をすることは通常不可能です。子ども虐待の可能性を発見し、問診や検査により、子ども虐待の可能性の高さを医学的に判断することになります。子ども虐待を疑ったら、保健・福祉、時に警察などと連携し、それらの調査の結果と総合して、虐待の可能性の強さが判断されます。これも通常の医

療とは異なるものです。子ども虐待は医療だけで解決することは、ほとんどあり得ないと考えるべきでしょう。

　しかし、虐待を見逃したときの代償は時に非常に大きいものです。虐待によって亡くなってしまった事例を見ると、体重増加不良が見られた事例は多く、そこでの見逃しが子どもの命を救えなかったことにつながっていることも多くあります。命を落とすところまでいかなくても、子ども虐待が続くことは、子どもに心身の傷を与え、将来的に子どもの心身の健康に影響することはよく知られています。最近のACEs（Adverse Childhood Experiences；子ども時代の逆境体験）研究により、直接の身体的暴力がなくても、子ども虐待を中心とした小児期の逆境体験は心身の健康に影響し、早世する危険すら高くなることが明らかになってきています。この危険性は身体的病理の重症度とは無関係です。したがって、身体的病理の重症度に惑わされることなく、子ども虐待を疑って対応するかどうかが、その子の将来にとって重要となるのです。

2 虐待を疑う

　通常の事故では起きることの少ない外傷、養育者や子どもの説明と一致しない身体の状態、本来子どもが受けるべきケアがしっかりとなされていないことによる身体の状態、診察時に観察される親子関係や子どもの行動などを総合的に判断して、虐待を疑うことがそのきっかけとなります。例えば、2か月の子どもがベッドから落ちてけいれんしていたという説明があったとき、寝返りをしない子どもが落ちるような状況だったのだろうかという疑問を持つ必要があるのです。独歩が獲得される前の四肢の骨折は虐待を疑う必要があります。一般には90cmぐらいからの転落では頭頂骨の単純骨折はあり得ても、四肢の骨折を含むその他の骨折はほとんどなく、虐待を疑う必要があると考えられます。また、脱水や栄養状態が悪い子どもやおむつが替えられていない状態が明白な皮膚の状態などは、ケアがなされないネグレクトを疑わなければなりません。

　時には、医師の前では優しい養育者のように振る舞い、帰り際や受付で子どもを殴っているのが目撃されることも経験されます。医師だけではなく、すべての職員が子ども虐待に敏感であるような土台の共有が必要です。また、両親同士の関係性も観察できると良いでしょう。子ども虐待とDVが同時に存在することもあるからです。

3 子ども虐待・ネグレクトを疑ったときの診察

　診察は子どもと出会ったときから始まります。体格、親子の関わり方、表情などの観察は重要です。低栄養による低体重だけではなく、かつて、「愛情はく奪製小人症」といわれたように、情緒的ネグレクトでも身長も低くなることもあります。身長・体重の測定は小児科の基本ですし、虐待が疑われるときには、必須です。極端な低栄養になると、体格が小さいだけではなく、皮脂が少なくなると、全身がかさかさした皮膚になることもありますし、肝腫大が見られることもあります。一方、稀ですが、養育者から無理やり食べさせられて通常あり得ないような肥満の状態の子どももいます。

　表情としては昔から特徴とされている、「凍り付いた眼」であることもありますし、表情が少ないこともあります。逆に、初めての人にもベタベタしてくる脱抑制性の関わりを求めることもあります。かなり高揚した状態の子どもが養育者の一言で急に表情をなくして、動きが止まる子どもの行動も所見の一つです。

　問診では、子どもと話ができるときには、養育者と子どもと別々に話を聴くことが必要です。外傷があるときには、その傷がどうしてできたかを聴いていくことになりますが、養育者にも子どもにもできるだけオープンに聴くことが求められます。養育者には外傷の状況から考えられることを話す前に外傷が見つかったときは、そのときの状況を詳しく聴くことはもちろん、必要に応じて、それ以前の状況もしっかりと聴きカルテに記載します。子どもにも「○○されたの？」と聞くのではなく、「痛い痛いだったね。何があったのかな？」など、できるだけ自由に答えられるように聴き、質問と答えをそのままにカルテに記載しておくことが、その後の子どもを救うことに役立ちます。

　診察の際には、養育者と子どもを別々にして診察すべきです。子どもの行動が養育者の前では緊張しておとなしくしているのに、一人になると多動になるなどの行動を見ることができますし、気になる外傷や所見を子どもと養育者と別々に聞いてみることでその齟齬を判断することもできます。子どもを見張る意味でずっとついていたがる養育者もいます。それも一つの所見です。上述のとおり、身長・体重の測定は必須です。母子手帳を持参しているかを確認し、持参していたら、その記載状況や成長曲線を確認しましょう。

　理学的診察を行う際には、どのような年齢でも子どもが安心できるような声かけや配慮が必要です。言葉を理解できる子どもに対しては、手順を説明しながら診察を進め、外傷等に関して、「これはどうしたのかな？」と聞くのと同時に、

何もないときにはそれに関しても説明しましょう。虐待を疑ったときには、頭からつま先まで丁寧に診察することが必要です。髪の毛もかき分けて、頭皮をしっかり観察しましょう。性虐待が疑われているときでなければ、性虐待の診察のトレーニングを受けていない医師が性器の診察をする必要はありませんが、臀部や大腿部などは下着を下ろして観察する必要があります。何らかの皮膚外傷が見つかったときには写真を撮ることになりますが、そのときには大きさがわかるもの（できれば物差し）を一緒に撮影しておくことが求められます。

　皮膚外傷に関しては、腹部や背部などの身体の中心部の外傷、同じ形の複数の外傷は、虐待を疑わせるものです。上腕部内側の皮下出血は子どもを持ち上げるときに起きるもので、虐待を受けた子どもに時々見られます。大腿内側の皮下出血は性虐待を疑わせるものです。ただ写真の撮り方に慣れていないと、写真だけではわかりにくいことがあります。必ずカルテにも記載しておくことが求められます。

　熱傷の場合、境界鮮明な熱傷は虐待を疑わせます。それだけではなく、熱傷の形によってどのような皮膚接触があったのかを考えることも重要です。それが養育者の説明と合うかどうかが重要になります。例えば、「スプラッシュマーク」という熱湯が飛び散ったときにできる熱傷や、「アローサイン」という熱湯が垂れたときにできる熱傷の形なども覚えておくと良いでしょう。

4　疑わしきは行動を起こす

　医師が虐待の存在を明らかにするのは、子どもの健康を守るためであり、子どもが安全に育つ環境をつくり出すためです。養育者を罰することが目標ではありません。養育者に刑事罰を与えるということは養育者の権利を制限することにつながるので、推定無罪が原則になりますが、子どもの安全を守り、養育者を支援して虐待に至らない環境をつくり出すには、「疑わしきは行動を起こす」という原則が必要となります。

　医療者にとっては、子ども虐待が疑われるときには児童相談所もしくは市区町村福祉に通告することが法律上義務付けられています。ただ、診療所で虐待を疑った場合、さらに医学的な診断が必要と考えられるときには、放射線や眼底検査など必要な検査ができる病院に紹介することも良いでしょう。子どもの危険があると考えられるときには児童相談所に通告します。一方、養育者支援・家族支援に結び付けることが優先と考えられる場合は、市区町村通告を行って連携して子ど

もを守り、家族を守ることが必要となることもあるでしょう。

　病院での医療を担っている場合、まず病院内の連携を行うことが求められます。現在、多くの病院には虐待防止の院内システムが存在します。そのようなシステムとの連携が重要です。虐待防止のシステムには様々な職種が入って、多面的な判断ができるでしょうし、地域の福祉との連携も行いやすくなっていると思います。

5　子ども虐待を疑ったときの検査等

　通常の医療であれば、検査は治療に資するものとなることが多いのですが、子ども虐待の場合は、虐待と鑑別しなければならない疾患の有無に関する検査に加えて、虐待の可能性の高さを支持することに資する検査が必要になります。そのため、直接治療に結び付かない検査も多く必要となります。

　一方で、疾患があるのに虐待と間違うことにより、治療の開始が遅れたり、子どもや家族に無駄な負担がかかることになってしまう危険もあります。医学的な検査は子どもを医学的に守るためにも、虐待から守るためにも必要です。

①虐待が疑われる場合には必ず行うべきこと

　虐待が疑われるときには、医学的に必ず行うべきことがあります。母子手帳のチェックと成長曲線の作成です。母子手帳には妊娠期からの状況が書かれています。妊娠期に健診などをしっかり受けていたのか、乳幼児健診をしっかりと受けているか、予防接種を受けているか、記載がどのようになされているかなどを見ることが必要です。成長曲線は母子手帳を含めて、できるだけの情報を集めて、新たに作成する方が良いでしょう。

②疾患との鑑別のための検査

　例えば、頭蓋内出血や皮下出血があるときに出血傾向がないか、出血する危険がある代謝性疾患がないかなどを検査することが必要になります。また、非器質性成長障害と考えるには、成長障害をきたす疾患を鑑別する必要があります。多発骨折では、骨形成不全症を鑑別しなければなりません。ただし、検査過多にならないように気をつけることも必要です。非器質性成長障害であれば、入院させて適切なケアを行うことで体重が回復することが多いので、むやみに検査を繰り返すことなく、入院等の良い環境で体重が回復することで診断がつくことも少な

くありません。まず子どもの負担を最小限にすることも考えましょう。骨形成不全では青色強膜や家族歴がないものもあり、鑑別が難しいこともあります。まず入院させて子どもを保護し、子どもの負担とのバランスを考えてできるだけの検査を行い、虐待の可能性を判断し、社会的調査等の結果ともあわせて総合的に判断しましょう。

③積極的に虐待を支持する所見を得るための検査

　3歳未満で身体的所見のある身体的虐待があったときには、全身骨撮影を行うことが必要となります。全身骨撮影が治療に結び付くわけではありませんが、虐待に特徴的な肋骨骨折や骨幹端骨折があれば、頭蓋内出血には至らなくても胸を強力な力で掴んだり、揺さぶっていたりということが明らかですので、重要な所見となります。骨折、特に肋骨骨折は初期にはわかりにくく、治癒機転が始まって初めて放射線診断ができることが多いため、再撮影が必要になることもあります。放射線被ばくを考えると抵抗感があるかもしれませんが、上述のとおり、虐待を見逃すと命に係わる危険があります。そう考えると、必要な検査であるといえることが多いのです。子どもを守ろうとする福祉と養育者が対立状態になることも少なくないことから、できるだけの医学的情報は集めておきましょう。

④治療に必要な検査

　虐待が原因かどうかに関わらず、医学的に治療が必要な状態は当然あります。そのために必要な検査もあります。例えば脳圧の測定や、てんかん発作の可能性を考えて脳波検査を行うなどがあります。医学的治療に必要な検査は、虐待かどうかで変わるものではありません。

6　医学的診察や検査が重要な虐待

　虐待の中で、医学的な所見が重要になる虐待の形があります。下記にその例を挙げます。

①虐待による乳幼児頭部外傷

　乳児や幼児期初期で虐待による頭部外傷が疑われるときは、CT や MRI 検査は当然のこと、全身骨撮影や眼底検査を行うことが必須となります。画像診断により、大脳鎌や小脳テントに沿った頭蓋内出血や後頭蓋窩の硬膜下出血、白質—

灰白質せん断、軸索損傷の所見等は子どもに回転性の外力が加わっていることによって起きるものと考えられます。眼底も激しく揺さぶられることによって広範な多層性の出血になります。激しく揺さぶられることで長管骨の骨幹端骨折の所見があったり、強い力で掴まれることで複数の肋骨にわたる骨折が起きたりすることがあります。

②非器質性成長障害

　体重増加不良や低身長の子どもの場合、まず重要なことは発育状況を知ることです。できるだけ多くの情報を集めて、身長・体重の成長曲線をつけることが重要です。器質的原因があるかどうかを鑑別することも必要ですが、上述のように、検査過多になることなく、適切な環境に置くことによって成長がみられるなどの所見があれば、強く疑うことができます。低身長はかつて「愛情はく奪性小人症」といわれたように、情緒的ネグレクトでも身長が伸びない場合もあります。成長ホルモンの分泌不全などの器質的原因の鑑別が必須となります。

③医療ネグレクト

　医療ネグレクトは医療としては、子どもへの治療を拒否されるという重大な問題であり、命に関わることも少なくありません。病気の子どもを家に放置して遊びに出て帰らないで子どもの病気が重症になったり、子どもに必要な投薬を行わなかったりなどの消極的な理由で、子どもに必要な医療的ケアがなされない場合もありますし、宗教や信念で医療を拒否する場合もあります。宗教で輸血を拒否することはよく知られています。また、独特の医療を信じて、副作用が出ても、それに対する通常の医療を拒否することもあります。例えば、アレルギーに対する食事制限を行い、低体重が著明になっても栄養を摂ろうとしないなどの場合もみられます。

　医療ネグレクトと考えるかどうか迷うのは、様々な先天性疾患を持って生まれた子どもの看取りとして治療を控えることを希望される養育者がいたときに、どのように考えるかという問題です。多くの場合、医療機関の臨床倫理委員会などで検討され、無脳症や生命予後が非常に悪い染色体異常などでは医療を差し控えて、適切な看取りが求められることもあるでしょう。しかし、生命予後がそれほど悪くない場合は、医療ネグレクトとして考えて対応することが必要となります。その際、重要なことは両親別々に話を聴くことです。母と父が必ずしも同じ意見とは限りません。また、最初に医学的説明を聞いたときの衝撃が判断に大きく影

響していますので、将来考えられることを正確に説明するとともに、少し時間を
かけることも必要です。さらに、子どもには生きる権利、よりよく生きる権利が
あることを説明することで、養育者の考え方が変化することは少なくありません。

　子どもの命の危険があるときで、養育者の承諾が得られないときには児童相談
所に通告し、家庭裁判所に申し立ててもらうことで、親権停止の保全処分を得て、
児童相談所長の承諾で手術等の医療が可能になります。そのプロセスを事前に養
育者に説明することで、治療に結び付くこともあります。

④代理ミュンヒハウゼン症候群（Munchausen Syndrome by Proxy；MSBP）

　子どもを病気だと偽り、医療的ケアを受けようとする特殊な形の子ども虐待
です。子どもには何の問題もないのに医療が必要と思われる状況をつくり出す
「虚偽」の形と、不必要な薬物などを与えて病気をつくり出す「捏造」がありま
す。けいれんを起こしていないのに、起こしたといってしばしば救急外来を受診
し、予防薬を処方してもらって、それを大量に使って「意識障害」をつくり出す
など、虚偽と捏造が同時にある場合もあります。また、卵白を使って蛋白尿と偽
る虚偽のMSBPの結果、腎生検までに至ったという例もあり、虚偽の形であっ
ても、子どもの受ける苦痛や不利益は大きいものになる可能性もあるのです。

　MSBPの加害者は母親であることがほとんどですが、父親も母親の側に着く
ことが多いものです。また、加害者は医療者を巻き込むことが上手いことが特徴
です。そのため、少人数で対応することは危険です。説明できないような複雑
で長期にわたる所見を有することなどでMSBPが疑われるときには、チームで
対応することを原則とすべきです。一方で、MSBPは命の危険が高いものです。
見逃すことの危険性を意識しておくことが必要です。

⑤性虐待

　性虐待が疑われるときには、性器の診察を含めて全身をしっかりと診察するこ
とが必要です。ただ、最初に診察するときには性器の診察は視診だけである程度
の診察を行い、その他の全身はしっかりと診察しましょう。そして、できるだけ
早く性器の診察に関してトレーニングを受けた人が系統全身診察を行うことが求
められます。できれば司法面接〔性虐待などの被害を受けた子どもから、専門の
トレーニグを受けた人が、情報を正確かつ包括的に聞き取る面接のこと（第5章
／95頁参照）〕と同じ場で、ワンストップで行える子どもの権利擁護機関（Child
Advocacy Center；CAC）に依頼することが良いのですが、残念ながら日本に

は CAC は 2 か所しかありません。

　医学的には性感染症の検査が必要となります。所見がない場合でも、一通りの性感染症の検査をしますが、特に性器に感染所見がある場合は、性器感染症や性感染症の検査が必須です。子どもに性感染症がある場合は、家族の性感染症の検査も必要になります。ヘルペス感染症の場合ではⅠ型かⅡ型の検査もできる限り行うべきでしょう。

【参考文献】

1) Jenny C.（ed）Child Abuse and Neglect: Diagnosis, Treatment and Evidence. Saunders. 2010. C. ジェニー（編）, 日本子ども虐待医学会（訳）. 子どもの虐待とネグレクト—診断・治療とそのエビデンス—. 金剛出版. 2018.
2) 坂井聖二, 奥山眞紀子, 井上登生（編著）. 子ども虐待の臨床—医学的診断と対応—. 南山堂. 2005.

2

虐待を受けた子どもと家族の治療

奥山　眞紀子

POINT

・身体医学的治療は虐待かどうかに関わらず、通常の治療を行うことになります。
・親子関係への支援、虐待に至ってしまう親への支援、代替養育を引き受けた里親や施設職員への支援も重要な治療になります。
・子どもへの直接の治療が必要な場合も多いですが、心理教育を行い、必要に応じて、児童精神科への紹介を行いましょう。

1　身体医学的治療

　虐待を受けた子どもの身体医学的治療は、通常の身体医学的治療を行うことになります。虐待による特別な治療があるわけではありません。ただ子どもの保護のために、通常であれば入院が不要、もしくは退院して家で過ごせる段階でも入院が必要になる場合もあります。医学的所見に福祉的調査の結果を総合して、家に帰して大丈夫という判断が出れば家に退院ということになります。そうでない場合は、児童相談所の保護のもとで生活することが医学的に可能かどうかを判断しながら、そちらへの移行を行うことになります。

　また、治療後の経過観察も長めに行うべきでしょう。子ども虐待の場合、受診が遅れることが多く、ダメージが大きいことも多いからです。加えて、家に帰した場合には、虐待の再発のチェックを兼ねて定期的な診察を求めることが必要になる場合が多いのです。

第3章　子ども虐待の診断と治療

2 治療中の養育者への説明と、養育者と子どもの接触

　子どもの病状に関しては養育者に説明し、治療の許可を得る必要があります。ただ、児童相談所との連携の前に虐待を疑っていることを詳しく説明してしまうと、子どもを連れ去ってしまう可能性もあります。最初は病状だけを説明して、子どもの安全を確保してから虐待に関しての説明をした方が良い場合も少なくありません。児童虐待の防止等に関する法律では、児童相談所への通告は通告元を秘匿することができるとされていますが、医療の場合は、医療者がしっかりと養育者と向き合うことが求められています。

　ただ、養育者に虐待を疑っていることを伝えることは説明も難しいですし、養育者との対立構造を生み出すこともあります。子どもに医療的な治療が必要なことを考えると、主治医が伝えるのではなく、院内の虐待防止のためのシステムを担っている医師が伝えることが良い場合もあります。医師には虐待が疑われるときには通告する義務があることを保護者に説明して、理解を求めましょう。ただ、その時に怒りをあらわにする養育者も多いものです。説明者がぶれずに子どもを守る姿勢を貫くことが必要です。かなりの時間が費やされることもありますが、時間的な余裕をもって説明することが求められます。怒りにかられた養育者が子どもを連れ去っていく危険性があると考えられるときには、事前に児童相談所とよく打ち合わせをして、医師が養育者に説明した直後に児童相談所にその後のことを説明してもらうことが必要な場合も少なくありません。連れ去りの危険が大きいと考えられるときには、児童相談所が居場所を隠した一時保護委託をすることも可能です。

　虐待を受けた子どもの治療を行っている最中に、養育者と子どもの接触が危険である可能性があるときは、児童相談所と連携して、入院を一時保護委託とすることで、児童相談所が子どもと養育者との接触をコントロールすることができます。

　そのような危険がない場合、養育者に通常の面会を許可することになります。その場合でも、養育者の面会の頻度や面会時の養育者と子どもの関わりを観察しておくことが求められます。付き添いが必要な病院の場合は、親子関係を丁寧に観察し、子どもに危険があると考えられるときは、完全看護の病院への転院も考えるべきでしょう。

3 養育者と子どもの関係の治療

　虐待を受けた子どもの多くはアタッチメント形成の問題と複雑性トラウマの症状をもつことが多いものです。できるだけ早く、アタッチメント形成の問題に気づき、親子関係を改善することが求められます。

　例えば、子どもに自閉スペクトラム症や注意欠如多動症などの神経発達症がある場合など、養育者がそれを理解していないと、知らないうちに子どもとの関わりに苛立って虐待に至る危険もあります。また、養育者自身が自分自身の育ちの中で子どもにとっては不適切なしつけ意識を持っていることもあります。養育者自身の親などからの支援が受けられず不適切な養育方法にとらわれて、子どものニーズに合わせられず、養育者と子どもの問題が悪化している場合もあります。

　一方で、養育者自身が神経発達症の症状を持っていたり、うつ状態などのメンタルヘルスの不調から子どもに適切な関りを持てないことがあったり、自身が虐待を受けて育つなどの生育歴から、子どもに適切に接することができない場合があります。例えば、性虐待を受けて育った養育者が、おむつ替えなどで子どもの性器を見なければならないことが養育に影響を及ぼすこともあります治療をする医師が、そのような養育者の相談に乗ることができなければ、外部の相談先を紹介することも重要です。そのためには子どもの安全を守りつつ、虐待をしてしまう養育者を否定せず、養育者と子どもの間で虐待をしない関係性に至る手伝いがしたいと伝え続けることが必要です。

　一方で、養育者の養育によって、子どもが強いダメージを受ける危険が高い時には、児童相談所が親子分離し、里親や施設での代替養育に任せることが必要になる場合があります。虐待によりアタッチメントの問題や複雑性トラウマの症状をもっている子どもの養育は簡単なものではありません。里親や施設職員などの代替養育者の支援を行うことも医療の重要な役目です。

虐待を受けた子どもへの直接の治療

　虐待を受けた子どもへの直接の治療が必要なことは少なくありません。子どもにとって必要なことは、じっくりと話を聴き、向き合い、その言葉を尊重する姿勢です。子どもの行動をだけを変えようとするのではなく、子どもの行動の背景を理解しようとすることが重要です。虐待という環境下で生き残るために身についた行動であることが少なくありません。心理教育として、虐待等で傷ついた時に起きる症状を説明し、その子が異常だというのではなく、当然の反応である

ことを伝えるとともに、苦痛が大きければ治療が必要であることを伝えましょう。児童精神科の治療が必要と考えられる時には、早めに紹介できるとよいでしょう。

【参考文献】

1) 奥山眞紀子，西澤哲，森田展彰（編）．虐待を受けた子どものケア・治療．診断と治療社．2012.
2) 亀岡智美，飛鳥井望（編著）．子どものトラウマと PTSD の治療．誠信書房．2021.

3

地域連携と社会的処方

山口　有紗

POINT

- 医療者が、虐待通告後のプロセスや子どもの生活をイメージでき、要保護児童対策地域協議会（要対協）や地域での診療、その他の活動において、子どもや家族の包括的なケアに参画することが大切である。
- 社会的養護を受ける子どもたちの医療的なニーズを知り、子どもたちにとって安心で安全な医療機関を地域につくることは、子どものレジリエンスになる。
- 子どもや養育者に、ポジティブな経験や関係性のきっかけを処方する「社会的処方」は、虐待やネグレクトを受けた子どもだけではなく、すべての子どものウェルビーイングと権利の保障に寄与する可能性がある。

　ここまで、医療機関で子どもの虐待とネグレクトに気がつき、アセスメントとケアを行う上でのポイントについて概観しました。一方で、そのプロセスは、子どもや家族の人生にとってはほんの一部にすぎません。通告をした後に子どもたちがどのような人と話し、どのような場所でどのようにケアされていくのか、あるいは、虐待を未然に防ぐために地域でどのような取り組みがなされているのか、こうした全体像を描けるようになってこそ、虐待・ネグレクトの状況にあった子どもに対しての全人的なケアを行うことができます。

　本節では、虐待通告後の児童相談所での対応、一時保護、社会的養護について概観します。そして、保護や社会的養護の有無に関わらず、子どもの暮らすエコロジカルモデルを考慮した社会的処方の重要性についても触れます。

1　虐待相談の後に起こること

　虐待の通告が受理されると、児童相談所では緊急受理会議が開かれます。児童相談所は原則として 48 時間以内に関係機関（保育園や学校など）で子どもの様子を直接確認し、その安全を確保する方法や一時保護の必要性を検討します。その後、子どもや養育者、関係機関との面談があり、情報提供の計画が立てられ、

医療機関での受診歴や診断内容も確認されます。この過程で、社会診断、心理診断、医学診断、行動診断などの調査が行われ、それぞれ、児童福祉司、心理司、嘱託医、一時保護所の職員などを中心に進められます（児童相談所の運営指針には「調査」や「診断」という表現が使われていますが、筆者としては少し違和感があります。客体としてではなく、子どもや家族の願いや状態、強さ、困りごとについて主体的に一緒に相談できることが大切だと感じます）。定期的に開かれる援助方針会議では、子どもや養育者にとって最善の利益を考慮しながら方針や措置が決定されます。

　筆者はとある児童相談所に勤めていますが、援助方針会議では、子どもの最善の利益を考えた上で必要な情報を共有し、互いに疑問を投げかけ、時に議論が割れて振り出しに戻るようなこともあります。医療機関からの情報は重要で、子どもが受診した場合などには保健師から、子どもの診断や治療方針はもちろん、どのように子ども自身が説明を受けているかなどについても共有され、今後の参考にされます。

2　要保護児童対策地域協議会

　子どもの虐待相談は当然、児童相談所だけで対応できるものではありません。後述の第5章に多職種連携の話が出てきますが、地域のネットワークを構築して、その子どもにとっての安全で安心なエコロジカルモデルを整えていくことが必要なのです。そのための仕組みの一つが、要保護児童対策地域協議会（以下、要対協）です。要対協には、地域の児童福祉機関、教育機関、医療機関、警察、NPOなどが参画して、「要保護児童」「要支援児童」「特定妊婦」とされた子どもや養育者に対して、包括的な支援を提供することを目的とします。具体的には、関係機関での情報共有のプラットフォームとなったり、役割を明確化したり、実際に支援する体制を調整したりします。要対協は、代表者会議・実務者会議・個別ケース検討会議の三層構造で運営されており、定期的に会議を開催し、具体的な支援策を協議します。要対協の構成員には秘密保持の義務があります。そのため、守秘義務のある医療機関などからの積極的な情報提供が可能になり、また法律上は守秘義務のない民間団体とも安心して情報交換や連携が可能になっています。その実施主体や窓口は自治体によって様々です。筆者の働いている地域は人口が多いので、5つのエリアごとに支援協議会があり、定期的な会議が開催されています。ぜひご自身のいらっしゃる地域での要対協について知り、個別ケース会議な

3　地域連携と社会的処方

どにも積極的に参加していただけたらと思います。

3　社会的養護のいま

　このようにして相談の受理後に様々な決定がなされていくわけですが、虐待の相談件数のうち、養育者と子どもが分離され、子どもが社会的養護のもとで暮らすようになるのは、全体のおよそ1割強で、残りの9割は在宅での支援を受けます[1]。社会的養護とは、「保護者の適切な養育を受けられない子どもを、公的責任で社会的に保護養育するとともに、養育に困難を抱える家庭への支援を行うもの」です[2]。2023年時点で代替養育の対象となっている子どもは約42,000人で、うちおよそ2万人が児童養護施設、5,000人が乳児院で暮らし、里親に委託されている子どもは6,000人ほどです[2]。入所の理由は様々ですが、里親に委託されている子どもの4割、乳児院の子どもの4割、児童養護施設の子どもの7割は、虐待を受けているといわれます。現在の日本の仕組みでは、社会的養護として、里親家庭（養育里親や養子縁組里親など様々な種類があります）、ファミリーホーム（里親登録をした養育者が5-6名の子どもを養育します）、施設（乳児院、児童養護施設、児童心理治療施設、児童自立支援施設、母子生活支援施設、自立援助ホーム）があります。日本では、里親委託の割合が低いことはよく知られています。2016年の児童福祉法改正で、家庭的な養育を原則とすることが定められたこともあり、日本の里親委託率は2割強にまで増加しました。しかし、欧米では7-9割以上の子どもが里親に委託されていることと比べ、日本の状況はまだまだ低い割合といわざるを得ません。特に3歳未満の乳幼児の代替的な養護は、家庭を基本とした環境下で行われることが、子どもの権利を基盤とした『子どもの代替養育に関する国連指針』[3]でも定められており、変革が急務です。ただし自治体によって大きな差があるので、皆さんがいらっしゃる自治体の里親委託率を調べてみると、その地域での取り組みの特徴を知るきっかけになるかもしれません（表3-1）。一方で、社会的「養育」という言葉もあります。これは2017年の『新しい社会的養育ビジョン』において定義され、胎児期から自立まですべての子ども（家庭で暮らす子どもから、代替養育を受けている子どもまで）を対象として、子どものニーズを優先に養育の支援が行われるものです。

第 3 章　子とも虐待の診断と治療

表 3-1　里親数、施設数、児童数等

保護者のない児童、被虐待児など家庭環境上養護を必要とする児童などに対し、公的な責任として、社会的に養護を行う。対象児童は、約 42,000 人。

＜里親：家庭における養育を里親に委託＞

	登録里親数 15,607（世帯）	委託里親数 4,844（世帯）	委託児童数 6,080（人）
養育里親	12,934	3,888	4,709
専門里親	728	168	204
養子縁組里親	6,291	314	348
親族里親	631	569	819

里親は重複登録あり

＜ファミリーホーム：養育者の住居において家庭養護を行う（定員 5〜6 名）＞

ホーム数	446 か所
委託児童数	1,718 人

＜施設＞

	乳児院	児童養護施設	児童心理治療施設	児童自立支援施設	母子生活支援施設	自立援助ホーム
施設数	145 か所	610 か所	53 か所	58 か所	215 か所	229 か所
現員	2,351 人	23,008 人	1,343 人	1,162 人	3,135 世帯 （児童 5,293 人）	818 人

＜その他＞

小規模グループケア	2,197 か所
地域小規模児童養護施設	527 か所

（出典）

※里親数、FH ホーム数、委託児童数、乳児院・児童養護施設・児童心理治療施設・母子生活支援施設の施設数・定員・現員は福祉行政報告例（令和 4 年 3 月末現在）

※児童自立支援施設の施設数・定員・現員、自立援助ホームの施設数、小規模グループケア、地域小規模児童養護施設のか所数は家庭福祉課調べ（令和 3 年 10 月 1 日現在）

※職員数（自立援助ホームを除く）は、社会福祉施設等調査報告（令和 3 年 10 月 1 日現在）

※自立援助ホームの定員、現員（令和 4 年 3 月 31 日現在）及び職員数（令和 3 年 10 月 1 日現在）は家庭福祉課調べ

※児童自立支援施設は、国立 2 施設を含む

（文献 2 より作成）

4 一時保護所の子どもたち

児童相談所の緊急受理会議などで保護が必要だと判断された子どもは、行政処分として一時保護所などに一時保護される場合があります。一時保護所は2023年時点で全国に155か所設置されており、年間におよそ5,000人以上の子どもが保護されています[4]。児童福祉法で、一時保護の期間は2か月を超えてはならないとされ、約3割が7日以内、8割は2か月以内に解除されていますが、その後の行き先が見つからない、養育者の同意が得られないなどの理由で、長期間滞在している子どももいます。

一時保護は、子どもの安全確保はもちろん、子どもたちが保護された生活の中で福祉司や心理司との面談を行ったり、保護所職員との関係性を構築したり、脅威のない規則的な生活リズムを体験したりする中で、子どもの包括的なアセスメントを行うことを目的にしています。一方で、子どもたちは保護によって慣れた環境から（たとえ、それが逆境的な環境であっても）、急に引き離されることになります。環境の変化は子どもたちの心身に大きな負担や不安を与えるものです。そのため保護の環境は、子どもの権利とウェルビーイングに十分に配慮したものでなくてはなりません。例えば、厚生労働省が出している一時保護ガイドライン[5]では、外出、通学、通信、面会の制限は、子どもの安全確保の範囲内で最小限にとどめるとしていますが、実際には通学について原則「しない」としている一時保護所が半数を超えていて、衣類の持ち込みが下着も含めてできない保護所も3割程度あります[6]。また、人員の配置は夜間に手薄になり、子どもたちが夜に不安・不調になったときに対応できる体制が十分ではない可能性もあります。国連子どもの権利委員会は、子どもと家族を分離することは最後の手段であるべきであるとして、そもそも一時保護の実務慣行自体を廃止するように求めています[7]。欧米では、シェルターへの措置期間は数日以内、長くても一週間以内を限度としています。日本で子どもたちが数か月も学校に行けずに、家庭からも離れているということ自体を見直す必要があるでしょう。権利擁護については、児童福祉審議会などの子どもの権利擁護部会、第三者委員会、子どものアドボケイトの導入など、近年では様々な動きがありますが、子どもの権利とウェルビーイングために、神経発達とトラウマ、そしてアタッチメントに十分配慮した安全確保の環境をつくるために、まだまだできることが多そうです。

5 社会的養護のもとにある子どもと医療

　社会的養護を必要とする子どもたちももちろん、病気や怪我、予防接種、健診などで医療機関を利用します。私たちは日常的にそうした子どもたちに出会うことがあるかもしれません。だからこそ、地域の児童相談所や社会的養護の担当者と良好な関係を築き、顔の見える関係性をつくっておくことが大切です。

　社会的養護を受けている子どもには、障害のある子どもが多いことが知られています。特に知的障害、発達障害、愛着障害が多く見られるとされ、例えば、2023 年の調査では、里親家庭や乳児院では約 3 割、児童養護施設では約 4 割の子どもに何らかの障害があることがわかっています[2]。これらの子どもたちが、神経発達の特性や、トラウマやアタッチメントに関連する症状、不登校や身体症状などの二次的な困難で医療機関を受診するかもしれません。子どもの生活背景やこれまでの経緯を考慮しながら診療を行う医療機関が地域にあることは、子どもたちにとってのレジリエンスとなるでしょう。

　また、一時保護や社会的養護を受けている子どもが病院にかかるときは、児童福祉法に基づき児童相談所が発行する「受診券」を持参します。この受診券により、本人の窓口負担はありません。里親家庭で暮らしている子どもが里親の苗字などの通称名を使用している場合、受診券にも通称名が書かれていることがあります。その場合、診察券も通称名にするなど、医療機関での配慮が重要です。

6 社会的な処方

　社会的養護や一時保護のもとにある子どもや、要対協で要保護・要支援とされている子どもたちに対して、医療者が処方できるのは、医療的な処置や薬だけにとどまりません。「社会的処方（Social Prescribing）」という言葉を聞いたことがあるでしょうか。ここまでに皆さんと学んだとおり、人のウェルビーイングはその人個人で完結するものではなく、エコロジカルモデルの相互作用の中で影響を受け合いながら成り立っていくものです。そのエコロジカルモデルとその人とのつながりをよりよいものにするために、いうなれば「つながりの処方箋」を出すのです。例えば、フードパントリーにつなぐ、地域のけん玉好きな人とつなぐ、子どもの遊び場で顔見知りをつくる、地域の子どもの居場所のその人に合いそうな人を紹介して一度行ってみられそうか試すなどを介して、孤立を防ぎ、心理的な安全性や居場所感、生活リズム、身体の健やかさを応援します。まさに、逆境

のバッファーとなるような、子ども時代のポジティブな体験と関係性へのきっかけを処方する営みだともいえるでしょう。ここで重要なことは、「地域の保健師さんが相談に乗ってくれると思うから連絡してみてね」というように、つながる先をざっくりと紹介して終わらないことです。それでは、実際にどこに連絡したらいいかを調べ、不安の中で新しい場所にコンタクトし、そこで気持ちがくじけたときのしんどさを、子どもと周囲が自ら負わなくてはならないからです。社会的処方の考え方が生まれたイギリスでは、「リンクワーカー」という専門家が、患者の願いや状態に応じて医療と地域社会をつなぐ役割を果たしているのですが、日本ではそこまでの仕組みはまだ整っていません。そうした意味では、要対協の会議や、院内の連携システム（第5章／87頁参照）の仕組みなどで、社会的処方についても普段から話し合い、処方できる手持ちの札を充実させていくことや、自ら地域の子ども子育てに関する色々な集まりや居場所などに積極的に顔を出し、関係性をつくっていくことが役に立ちます。

　筆者は研修医2年目のときに、診察室の中にいて「地域の窓口に相談してね」というぼんやりとしたことしかいえない自分自身に葛藤を感じて、子どもに関わる人が集うプラットフォームを立ち上げた経験があります。そこで、医療関係者、学校や保育園の先生、塾の先生、役所の人、お寺の人、大学生、子ども食堂やサロンをしている人、色々な市民団体の人などなど、様々な関係者が集まって1か月に一度くらいの学びの会を行い、色々なテーマで語り合うことにしました。すると、多くの人たちが同じように、どうしたら社会的なつながりを子どもたちと共有できるのかと迷っていることがわかりました。お互いにできることだけではなくできないことも正直に共有できる関係性ができること、つまり専門家同士が「弱さ」でもつながることにより、子どもたちの最善の利益がより全人的にとらえられるのだと実感しました。

　このような社会的処方、つまりポジティブな体験や関係性を促進する取り組みは、虐待やネグレクトを受けた子どもだけでなく、すべての子どもに効果的です。また、それは家庭における虐待の予防にもつながります。皆さん一人一人が、現場で出会う子どもや家庭の願いに基づいて地域とのつながりを深め、包括的なケアを提供することこそが、子どもたちの権利保障とウェルビーイングの重要な基盤となるのです。

【参考文献】

1) 厚生労働省. 第 27 回社会保障審議会児童部会社会的養育専門委員会配布資料 1. 平成 28 年改正法からの動向. 2021.
https://www.mhlw.go.jp/content/11920000/000772091.pdf（2024/10/3 閲覧）
2) こども家庭庁. 社会的養育の推進に向けて. 2023.
https://www.cfa.go.jp/assets/contents/node/basic_page/field_ref_resources/8aba23f3-abb8-4f95-8202-f0fd487fbe16/e979bd1e/20230401_policies_shakaiteki-yougo_67.pdf（2024/10/3 閲覧）
3) 厚生労働省雇用均等・児童家庭局家庭福祉課. 国連総会採択決議 64/142. 児童の代替的養護に関する指針（仮訳）. 2009. p.5.
4) 厚生労働省. 一時保護所の実態調査の結果（速報値）について. 2023.
https://www.mhlw.go.jp/content/001057360.pdf（2024/10/3 閲覧）
5) 厚生労働省. 一時保護ガイドラインの改正について. 2022.
https://www.mhlw.go.jp/content/11900000/000334799.pdf（2024/10/3 閲覧）
6) 三菱 UFJ リサーチ＆コンサルティング. 一時保護所の実態と在り方及び一時保護等の手続の在り方に関する調査研究 報告書. 2021.
https://www.murc.jp/wp-content/uploads/2021/04/koukai_210426_10.pdf（2024/10/3 閲覧）
7) 日本弁護士連合会子どもの権利委員会. 国連から見た日本の子どもの権利状況 国連子どもの権利委員会第 4 回・第 5 回政府報告書審査に基づく同委員会の総括所見（2019.3）を受けて. 2020.
https://www.nichibenren.or.jp/library/pdf/jfba_info/publication/pamphlet/kodomo_pam04-05.pdf（2024/10/3 閲覧）

第4章

トラウマインフォームド・ケア

　本章では、子ども虐待とネグレクトに関わる上で欠かせない、「トラウマインフォームド・ケア」と、医療におけるトラウマについて取り上げます。そもそも「トラウマ体験」とは何か、それがどのような影響をおよぼすのか、さらにトラウマケアの様々な段階や、その最も基盤となる「トラウマインフォームド・ケア」の概念について知っておくことは、子どもの権利とウェルビーイングに根ざした関わりの在り方にだけではなく、ご自身のケアにも役立つはずです。もしも読んでいて、色々なことを思い出したり考えたりしてしんどくなったときには、ぜひご自身の感覚を大切に、少し読むのをお休みしながら、自分のペースで読み進めていただけたらと思います。

1

トラウマインフォームド・ケアとは何か

山口　有紗

POINT

・ストレスは私たちの日常に広く存在するが、周囲のサポートのない状況で強いストレスにさらされ続けることは、心身・社会的な影響をもたらす。
・トラウマインフォームド・ケアは、「すべての人にトラウマがあるかもしれない」という視点で、トラウマの影響を知り、日常的なケアの中でその知恵を生かし、二次的な傷つきを予防するアプローチである。トラウマインフォームド・ケアは専門的な治療ではなく、誰もが実践できることである。
・トラウマとアタッチメントと神経発達の特徴は、相互に深く関連・影響しあって、子どもの状態に現れる。
・ケアする人も傷つくことがある。これは誰にでも起こりうることで、周囲に共有し、また自分の心身の状態を気にかけ、互いにケアし合うことが大切である。

1 ストレス反応について知る

　私たちは日々、様々なストレスの中で生きています。ストレスというのは広い意味で、「安定して続いている心身の状態」に負荷がかかることです。見知らぬ人と出会ったり、電車に乗り遅れそうになったり、上司に怒られたり、つらいニュースを見聞きしたり……。寒さや暑さ、風邪をひくことなども、自分の内外からのストレスとなり得ます。

　米国小児科学会は、子ども時代のストレスには、「ポジティブなストレス」「何とか耐えられるストレス」「有害なストレス（トキシック・ストレス）」の3種類がある[1] としました。ポジティブなストレスは、新しいことに挑戦する、テストを受けるなど、自分の成長にもつながるストレスです。何とか耐えられるストレスは、つらいが誰かの支えによって何とか乗り越えられる、例えば骨折をする、親戚を病気で亡くす、というようなストレスです。そして有害なストレスは、ストレス反応が長く頻回に起こり、かつ、誰も助けてくれない・支えてくれないという状況を伴うもので、この代表とされているのが、虐待とネグレクトです。ト

キシック・ストレスは、子どもたちの成長と発達に深刻な影響を与え、第2章（21頁参照）で概観したようなメカニズムやライフサイクルを通して、様々な心身および社会的な影響を生じます。近年では脳画像の研究が進み、虐待などの慢性的なトキシック・ストレスと脳の発達の関係が可視化されるようになりました。例えば、虐待やネグレクトによって、外からの感覚情報や脅威を感知して身体と情緒の反応を起こす扁桃体や、情動を強く動かす記憶を管理する海馬、高度な分析や複雑なことの遂行、さらに共感性などを司る前頭前野が影響を受けます。また、養育者の暴言を聞いたり暴力を目撃したりすると、それぞれ聴覚野や視覚野など、関連する領域の容積が変化することが知られています[2]。

　では、ストレスはどのような反応を引き起こすのでしょうか。ストレスがかかると、私たちの生物としての恒常性維持システムが発動し、その場を切り抜け、また同じ安定した状態に戻そうとしてくれます。例えば「殴られそう！」という脅威を脳が認識すると、視床下部―下垂体―副腎系と呼ばれるストレス反応系（HPA軸ともよばれます）の臓器システムが活性化し、コルチゾールやアドレナリンなどのストレスホルモンが放出されます。すると、心拍数が上がり、呼吸は早くなり、血糖値が上がり、私たちは「逃走・闘争モード」になります。逃走・闘争モードでは交感神経が優位になり、副交感神経が抑制されます。実は副交感神経には2種類あることがわかっています。副交感神経系は、よく知られている「消化・休息モード」だけではなく、周囲にサインを送って助けを求めたり、つながりの中で癒されたりしようとする「社会的なモード」も持っていて、それが社会生活の経験の中で豊かになり、私たちの心身の状態を安寧にするために役立っています[3]。逃走・闘争モードでは、消化・休息モードだけではなく、社会的なモードも一旦休止して、生存が優先されます。さらに、逃走・闘争自体が不利になるような脅威のもとでは、休息モードの副交感神経が過剰に亢進して、「凍りつきモード」になることもわかっています。このように強いストレス状態では、動物は逃走・闘争モードあるいは凍りつきモードで自分を守ろうとするのです。しかし、それはずっとは続かず、脅威が去ってしばらくすると、私たちはまた自律神経のバランスが取れた状態にゆっくりと回復していきます。こうした自律神経系の反応によるストレス時の心身の反応を説明した神経理論を「ポリヴェーガル理論」と呼び、近年、トラウマの理解やケアにおいて注目を集めています。

2 トラウマインフォームド・ケア

　第2章（21頁参照）で、虐待やネグレクトのような子ども時代の逆境的な体験は稀ではないということを書きました。一方で、逆境的な出来事があったとしても、その周りの反応や環境によって、その影響は様々に変化します。ということは、こうした傷つきの体験が私たちの状態にどのような影響を与えるのかを知っておくことは、子どもに伴走する医療者としても、自分自身も傷つく可能性のある一人の人間としても、大変重要なのです。

　トラウマのケアには3つの段階があるとされます（図 4-1）。

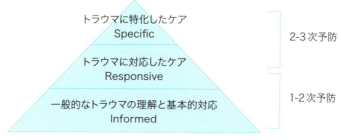

図 4-1　トラウマケアの3つの段階

　「トラウマインフォームド・ケア（Trauma Informed Care；TIC）」は、その一番基盤となる「すべての人」を対象としたものです。つまり「すべての人とその在り方の背景にトラウマがあるかもしれない」という視点で、トラウマによる影響を理解しながら、日常的に自分や他者のケアを行うアプローチのことです。特別な専門職ではなくても、家庭や園・学校、地域社会、メディア、行政機関など、「すべての人」が互いにケアする存在になり得ます。2段階目は、「トラウマに対応したケア（Trauma Responsive Care）」で、トラウマの影響を受けやすい、あるいはトラウマを体験した人を対象として、被害の影響を最小化し成長と発達を支えます。例えば医療者として自分自身は必ずしもトラウマ治療を専門としないものの何らかの傷つきや症状のある人たちと医療機関で出会う場合や、社会的養護の施設で働くスタッフの方の対応においては、トラウマに対応したケアを実践することになります。最後が、すでにトラウマの影響が出ている人を対象に専門的な介入を行う「トラウマに特化したケア（Trauma Specific Care）」です。トラウマ治療の詳細は成書に譲りますが、トラウマの治療で現時点においてエビデンスがあるものとしては、例えばトラウマに焦点を当てた認

知行動療法（Trauma-Focused Cognitive Behavioral Therapy；TF-CBT）など
の認知療法、長期曝露療法（Prolonged exposure Therapy；PE）、ナラティヴ・
エクスポージャー・セラピー（Narrative Exposure Therapy；NET）、眼球運
動による脱感作と再処理法（Eye Movement Desensitization and Reprocessing；
EMDR）などがあります[4]。さらに、体性をベースとしたソマティックエクス
ペリエンシング療法（Somatic Experiencing；SE）、個人の状態だけではなく、
システムにアプローチするアタッチメント・調整・能力の枠組み（Attachment,
Self-Regulation, and Competency；ARC）や、家族のための代替案としての認
知行動療法（Alternatives for Families：A Cognitive-Behavioral Therapy；AF-
CBT）など、色々な角度からのアプローチが開発されてきています[5,6]。認知処理
を中心とするものをトップダウン方式、身体や自律神経系へのアプローチを重視
するものをボトムアップ方式と呼ぶこともあります。トラウマの三段階は、公衆
衛生の1・2・3次予防のピラミッドに呼応していて、これらが切れ目なく連携す
ることがトータルな予防とケアにつながります。私たち医療者は、これらのすべ
ての段階でトラウマを体験した子どもや周囲の人にケアを行う可能性があるとい
うことを、ぜひ共通の前提として持っておけたらと思います。

　次に、トラウマインフォームド・ケアの具合的な内容は「4つのR」とも呼ば
れます（表4-1）[7]。つまり、①虐待などがもたらすトラウマの影響と回復のプ
ロセスを理解し、②目の前の人や自分自身に現れるトラウマの兆候や症状を認識
し、③トラウマに関する知識をもとに適切に対応し、④再トラウマ化を防ぐため
の取り組みを行うことで、トラウマを「見える化」し、日常の中でのより良い関
わりを目指しています。

表4-1　4つのR

①理解する （Realize）	トラウマの広範囲におよぶ影響を理解し、回復につながる道筋がわかっている。
②認識する （Recognize）	対象者や家族、スタッフ、関係者のトラウマの徴候や症状を認識している。
③対応する （Respond）	トラウマに関する知識を、方針、手順、実践に統合して対応している。
④再トラウマ体験を防ぐ （Resist re-traumatization）	再トラウマ体験を防ぐための積極的な手立てを講じる。

（文献7より引用）

ただし、トラウマインフォームド・ケアは、トラウマの内容について詳細に聞くという意味ではないことを強調したいと思います。トラウマを表出することで思わぬ心身の反応が出る場合もありますし、特に小さな子どもの場合には聞き手が誘導することで、記憶が書き変わってしまうこともあり得ます。

さらに、トラウマインフォームド・ケアには6つの主要原則があります。これらの原則はトラウマという視点だけではなく、根本的には「すべての子どもが差別されることなく、心身ともに安全で安心な状態であり、十分な情報提供を受けて意見を形成し表明でき、それが考慮される」という、子どもの権利と尊厳に基づいたアプローチそのものだと感じます。6つの原則とはすなわち、以下のとおりです（表 4-2）。

表 4-2　6 つの主要原則

①安全
②信頼性と透明性
③ピアサポート
④協働と相互性
⑤エンパワメント・意見表明・選択
⑥文化・歴史・ジェンダーに関する問題

原則の⑥は、個人や周囲との関係性だけではなく、集団としての傷つき、歴史の中での傷つきにもインフォームドであるものだといえるでしょう。第2章に紹介した、個人の逆境体験の背景にある歴史的なトラウマや、環境の中での集団のトラウマに気がつき、大きな枠で癒していくことも、とても重要です。

3 トラウマとは

ここからは、そもそものトラウマの定義と生じうる症状や状態について概観します。医学的にトラウマ（「外傷的ストレス」とも呼びます）は、比較的狭い定義でとらえられています。例えば、世界的に用いられている米国精神医学会の『精神疾患の診断・統計マニュアル第5版（DSM-5）』には、トラウマは「実際にまたは危うく死ぬ、重症を負う、性的暴力を受ける出来事」を直接体験するか、他人に起こったことを直接目撃するか、近親者または親しい友人に起こったことを耳にすることであると書かれています[8]。一方で、より広くトラウマをと

らえる考え方もあります。米国の Substance Abuse and Mental Health Services Administration（SAMHSA；薬物乱用・精神衛生管理庁）はトラウマを出来事（Event）だけで判断するのではなく、その出来事や状況がどのように体験（Experience）され、その結果どのような影響（Effect）を及ぼすかというプロセス全体を重視しています。具体的には、その出来事が身体的または感情的に有害で生命を脅かすものとして体験され、それが個人の機能面や精神的、身体的、社会的、感情的、あるいはスピリチュアルな幸福に長期的な悪影響を与える場合、この3つのE（Event、Experience、Effect）がトラウマの本質を捉える重要な要素であるとしています（表 4-3）[9]。

表 4-3　SAMHSA の 3 つの E

Event	出来事	実際の極度の脅威的な身体的あるいは心理的被害（例：自然災害、暴力など）、または、子どもの健全な発達を害する深刻で生命を脅かすネグレクトなど
Experience	体験	出来事または状況をその人がどのように体験したか、どのように体験したかに影響を与える因子（文化的信念、社会的サポート、発達段階など）
Effect	影響	個人の精神的・身体的・社会的・感情的・スピリチュアルなウェルビーイングへの、短期的・中長期的な影響

（文献 9 より作成）

　同じ出来事でも、体験や影響は、その人の置かれた文化的な信念（例：ジェンダーのとらえ方や暴力についての考え方、スティグマなど）、社会的なサポートの有無、その人の発達段階などの様々な要因により変化します。広義のトラウマには、前述の医学的なトラウマに加えて、ネグレクト、心理的な虐待、家庭内の争いや暴力、さらに貧困による剥奪の体験など、その人をじわじわと傷つけるような慢性のストレスも含まれます。

　虐待やネグレクトは、子どもにとって慢性反復性のトラウマになることが多く、そこには「日々の連続性が信じられない」「自分は何もコントロールできず無力である」「誰も助けてくれない」といった認識や感情を伴います。このような長期反復性のトラウマ（家庭内での繰り返しの暴力や虐待・ネグレクトなど）を「II型」と呼ぶこともあります（対して、単発の急性のトラウマ（交通事故や火事など）を「I型」と呼びます）[10]。II型トラウマでは多くの場合、アタッチメントの形成不全を伴うことが多いことも知られていますが、本来守ってくれるはずのア

タッチメント対象から暴力やネグレクトを受けるということを考えると、アタッチメントが不安定になるということは容易に想像できます。しばしば「この子どもの状態はアタッチメントから来ているのか、トラウマから来ているのか、はたまた発達障害なのか」という質問を受けることがありますが、Ⅱ型トラウマに象徴されるように、これらは相互に複雑に関わっていて、単一で存在していることの方がむしろ珍しいと思います。第1章で紹介した発達性トラウマ障害は、まさに慢性的にトラウマに曝露される中で、発達の土台に必要な要素が満たされにくかったり、トラウマ反応によってさらなる発達の困難が生まれて次の段階に進みにくかったりという繰り返しの結果、子どもたちがどのような臨床像を呈するかをよく表していると思います。重要なことは、子どもの様子の要因を何かに絞ることではなく、育ちの中のどの要素がどう関係しながらその子どもに影響を与えているのかを総合的に判断することにほかなりません。

4 トラウマによって起こること

　ここからは、トラウマやトキシック・ストレスを体験したことにより、子どもたちに見られやすい状態について見ていきます。

　まず、私たちは動物なので、交感神経と副交感神経がすぐに反応します。上述のように、交感神経亢進による逃走・闘争反応や、副交感神経の過剰反応による凍りつき反応は、生物として自然な状態であり、危機が去れば、またもとの状態に戻ることができます。しかし、慢性反復性のトラウマによって、その反応が日常生活の中での多くを占めてしまいます。すると、それが「常の」モードになって、脅威や刺激がなさそうに見えるときでも、ストレス反応のいわば準備状態にいることになります。逃走・闘争反応がずっと続いている子どもは、周囲から見ると、いつも理由なくイライラしていたり、攻撃的・反抗的に見えたり、常に警戒していて少しの刺激に反応しやすく見えるかもしれません。また、凍結モードが亢進している子どもは、ぼーっとしているように見えたり、何を考えているかわからないように見えたり、やる気がない、あるいは何を考えているのかよくわからないように見えるかもしれませんし、凍りつきが切り離しにまでなっていると、記憶がなくなっているかもしれません。また、副交感神経が優位であることで、血圧が低く、朝起きられないかもしれません（自律神経失調症や起立性調節障害と呼ばれる病態の子どもを診たときには、それがストレス反応の繰り返しによるものではないかどうかを確かめる必要があります）。こうした状態では、人

とつながる・一人でホッとするモードは抑制されてしまうことが多く、その人が持つリラックスモードに入りにくいこともあるでしょう。

　そのほかにも、トラウマ反応としてはさまざまなものが知られています。侵入症状（思い出したくないのに思い出すなど）、回避症状（思い出しそうな人や物や状況を避ける）、気分や認知の変化（自分が悪いと思い込んだり抑うつ的になったりする）、過覚醒症状（いつもイライラしていて集中できない）などの、心的外傷後ストレス障害（Post Traumatic Stress Disorder；PTSD）として医学的に定義されているトラウマ症状について表4-4に示しました。トラウマの定義に当てはまる出来事が先行して、こうした症状が1か月以上続くような場合には、PTSDと診断されることもあります。また、6歳以下の場合には、侵入症状としてトラウマ声の遊び（起きたことを遊びの中で再演する）として表現される、悪夢が必ずしもトラウマに関連していないようにように見える、過覚醒症状が強い癇癪として表現されることがあるなどの特徴があります。

表 4-4　トラウマ症状

侵入症状	トラウマに関連した出来事の苦痛な記憶の侵入、悪夢、フラッシュバック（出来事がもう一度起こっているように感じたり行動したりする解離行動）、関連することに曝露された際の心理的苦痛や身体的な反応
回避症状	トラウマに関連した出来事を思い出させるような記憶、思考、感情、それに結びつくもの（人、場所、会話、行動、物、状況）を回避する、回避しようと努力する
認知・気分の陰性変化	トラウマに関連した出来事について思い出せない、自分や他者への否定的な信念や予測、否定的な認識、陰性の感情、重要な活動への関心や参加の減退、孤立感、養成の感情を感じられない
過覚醒症状	攻撃性、自分を傷つける行動、過度の警戒心、過剰な驚愕反応、集中困難、睡眠障害
解離（上記に伴う場合がある）	離人感（自分を外から見ている感じ）、現実感の消失（周りの世界が非現実的でぼんやりしている）

　実際には、相応のトラウマ体験をしていたとしても、PTSDの診断基準を満たさない人も多くいらっしゃり、診断基準を満たさないからといって生活に困難がないということでは決してありません。また、こうした症状は常に顕在化してい

るわけではなく「トリガー」や「リマインダー」と呼ばれる、日常生活の引き金（トラウマを想起させるような物事や状況）によって現れる場合もあります。日常生活の中での子どもの様子やそのパターンを丁寧に見ていくと、何がリマインダーとなりやすいのかを知り、対処しやすくなる場合もあります。

　また、ICD-11 という国際的な診断には、「複雑性 PTSD」と呼ばれる診断名があります。複雑性 PTSD として列挙される症状は、虐待などの複雑なトラウマを体験した子どもへの影響をよりよく表しています。これは PTSD の 3 カテゴリ（再体験症状、回避症状、脅威の感覚の高まり）に加えて、自己組織化の障害と呼ばれる、感情調整の困難、否定的な自己概念、対人関係の困難をすべて有していることが特徴です。これを図 1-2（6 頁）の育ちの土台と見比べていただくと、虐待やネグレクトなどの繰り返しのトラウマが子どもの育ちにいかに影響を与え、安定した自己感やちょうどいい調整、社会との心地よい関わりを難しくさせうるものなのかがわかると思います。こうした複雑なトラウマには特に、解離や自傷行為、希死念慮など、自分の存在自体を受け止めることが難しい状態が伴うことが多いとされます[11]。例えば、ある一時保護所では、保護された女子のうちの 4 割に、自傷行為や過量服薬、希死念慮があり、これらの状態は抑うつや解離とも関連がありました[12]。

　これらの症状や子どもの状態は、すべてトラウマの中で生きるための生存の戦略であったはずです。一方で、危機が去った後もその方略を手放すことが難しい・あるいは危機が続きすぎてそれが常態化している場合には、日常生活に困難をきたしてしまう場合もあります。トラウマの反応は、それだけでもつらいですが、こうした症状によりさらに日常生活に困難を生じたり、周囲からの理解を得られなかったりする点で傷つきが重なりやすいという特徴があります。例えば、認知の変化として世界を危険な場所とみなして誰かを過度に避難してしまってトラブルになったり、集中が困難で学校で叱責されたりすることが起こるかもしれません。

　医療機関には、こうしたトラウマの影響を主訴として受診する人も（トラウマがどれだけ一般的かを考えれば）少なくないはずです。けれども、従来の医学モデルでは、主訴の背景にあるその人の生活の歴史を紐解くというよりは、病気や症状に名前をつけ、なくそうとするということがまだ一般的で、医療者はそのようにトレーニングを受けてきました。発達性トラウマ障害も複雑性 PTSD も、症状の一部分だけを切り取ると、一部の子どもには「非行」「問題行動」というレッテルが貼られ、また一部は ADHD と診断されたり双極性障害と診断されたりす

ることになるかもしれません[13]。その結果、その子どもの居場所を奪い、再トラウマの体験を生み出してしまうこともあるでしょう。家出や自傷をやめさせようとする、頭痛や不眠への薬だけを処方する、肥満に対して栄養指導をする、という対症的なアプローチを脇に置いて、トラウマインフォームドなメガネをかけると、病名以上のものが見えてくる場合もあるかもしれません。

　子どもたちのすべての行動はコミュニケーションです。目の前に見えていることの向こうに少し思いを馳せ、トラウマ・アタッチメント・神経発達の視点で、かつ、ライフコースとエコロジカルな広がりの中で子どもをまなざすと、これまで問題に見えていたことも、子どもの生存のための力だと捉えることができる余白が生まれます。それが医療機関において子どもを本当の意味でケアし、エンパワメントすることの始まりにつながると、筆者は信じています。

5　ケアする人のケア

　トラウマインフォームド・ケアは、「ケアする人のケア」も含みます。私たちは誰でも傷つくことがあります。特に、福祉や子どもに関わる現場で働く人、若い人、女性、共感性の高い人、自身の中に未解決のトラウマがある人などには、支援の中での傷つきが生まれやすいとされています。例えば、「二次受傷」や「代理受傷」と呼ばれるような自分が直接トラウマ体験をしていなくても、共感的に関わる中でトラウマ症状を呈することがあります。また類似の概念として、共感のエネルギーを使いすぎて燃え尽きてしまうことや、自分自身の経験と目の前の人の経験が重ね合わせ、つらくなる状態になることもあります。トラウマに関わる心理士の6-26％、子ども福祉に関わるワーカーの50％に、トラウマの関連症状が見られるという報告[14]もあり、これは決して稀なことではありません。経験がないからとか、弱いからとかではなく、自分を守るための当然の反応なのです。

　さらに、傷つくのは個人だけではありません。子どもに関わる組織に、子どもと同じような反応が出ることがあります。子どもが「自分はダメだ」「何をやっても無駄」「相談しても意味がない」と考えていると、子どもに関わる人が同じような気持ちになるだけではなく、そこでの対人関係がトラウマ的なものになったり、学校や病院などの組織にも「それは自己責任」「新しいことをする余裕はない」「言われたことだけやっていればいい」というような反応が起きたりすることもあります。

　個人や組織の二次的な傷つきを予防するためには、その人個人（プライベート）

第4章　トラウマインフォームド・ケア

の要因、仕事の要因、職場の要因のそれぞれにアプローチします。まず、個人の要因としては、自分の心身の状態やトラウマに気がつき、自分の時間を大切にし、セルフケアをします。セルフケアには、例えば美味しいものを食べたり、いい匂いのする入浴剤を使ったり、運動をしてリフレッシュをしたりというような、自分一人でできることもあります。また、副交感神経の「社会的なモード」を活性化して、誰かと一緒にゆったり過ごしたり、自分の状態を少し話してみたりすることも含まれます。また、仕事の要因として、仕事の時間や量の調整をできるだけすること、一人ではなくチームで仕事をすることが傷つきの予防になるとされています。職場でトラウマの理解がないことや技術的・情緒的なサポートを得られないことは傷つきを生みやすい環境につながるので、職員が資格や経験のある人からスーパバイズを受けられる体制を整え、そもそも誰でも傷つく可能性があることについて、研修などで知識と理解を共有しておいたりすることは有効です。

　「自分が傷ついている場合ではない」という声もよく耳にします。しかし、支援者にもトラウマ反応が起きうること、そしてその対処方法にインフォームドでいないと、無理をして心身の調子を崩してしまいます。その結果、支援担当者が頻回に変わって支援が途切れたり、トラウマ症状によって子どもに対して感情的あるいは回避的な反応をしてしまったりすることがあるかもしれません。すると、トラウマの影響下にある子どもたちは、さらに傷つきを重ね、つらい対応をリマインダーとして、トラウマ反応が活性化してしまうこともあり得ます。子どもにとって、大人たちが自分の傷つきにもインフォームドであり、助けを求め、ケアし合うことを見ることは、決して悪いことではありません。傷つくことがあっても声に出すことができる、日々小さく癒されることができる姿を見せていくこともまた、私たちが子どもに対してできるケアの一つだともいえるのです。

【参考文献】

1) Garner AS, Shonkoff JP, Committee on Psychosocial Aspects of Child and Family Health, Committee on Early Childhood, Adoption, and Dependent Care, & Section on Developmental and Behavioral Pediatrics. Early childhood adversity, toxic stress, and the role of the pediatrician: translating developmental science into lifelong health. Pediatrics. 2012 ; 129: e224-e231.

2) Teicher MH, Samson JA. Annual Research Review: Enduring neurobiological effects of childhood abuse and neglect. J Child Psychol Psychiatry. 2016; 57: 241-266.

3) ベッセル・ヴァン・デア・コーク（著），柴田裕之（訳）. 身体はトラウマを記録する―脳・心・体のつながりと回復のための手法―. 紀伊國屋書店. 2016.

4) Kooij LH, van der Pol TM, Daams JG, et al. Common elements of evidence-based trauma therapy for children and adolescents. Eur J Psychotraumatol. 2022; 13:2079845.

5) Kuhfuß M, Maldei T, Hetmanek A, et al. Somatic experiencing - effectiveness and key factors of a body-oriented trauma therapy: a scoping literature review. Eur J Psychotraumatol. 2021; 12:1929023.
6) Arvidson J, Kinniburgh K, Howard K, et al. Treatment of complex trauma in young children: Developmental and cultural considerations in application of the ARC intervention model. Journal of Child & Adolescent Trauma. 2011; 4 34-51.
7) 野坂祐子．トラウマインフォームドケア―子ども・支援者・組織の再トラウマを防ぐ公衆衛生のアプローチ―．児童青年精神医学とその近接領域．2021; 62: 344-349.
8) American Psychiatric Association（編），日本精神神経学会（日本語版監修）．DSM-5 精神疾患の診断・統計マニュアル．医学書院．2014.
9) 大阪教育大学学校危機メンタルサポートセンター・兵庫県こころのケアセンター（訳）．SAMHSA のトラウマ概念とトラウマインフォームドアプローチのための手引き．2018. http://ncssp.osaka-kyoiku.ac.jp/mental/wp-content/themes/original/commons/img//mental_care/1_1.pdf（2024/10/7 閲覧）
10) Terr LC. Childhood traumas: an outline and overview. Am J Psychiatry. 1991; 148: 10-20.
11) Lang CM, Sharma-Patel K. The relation between childhood maltreatment and self-injury: a review of the literature on conceptualization and intervention. Trauma Violence Abuse. 2011; 12: 23-37.
12) 日本こども虐待防止学会　第 30 回学術集会かがわ大会．委員会・WG 企画シンポジウム 8「急速に増えた「自分を傷つける子ども達」～コロナ禍があぶり出した子どもの心の居場所問題～」．
https://jaspcan30.org/page-program/（2025/1/28 閲覧）
13) 杉山登志郎．複雑性 PTSD への簡易トラウマ処理による治療．心身医学．2019; 59: 219-224.
14) The National Child Traumatic Stress Network. Understanding Who is at Risk. https://www.nctsn.org/trauma-informed-care/secondary-traumatic-stress/introduction（2024/10/7 閲覧）

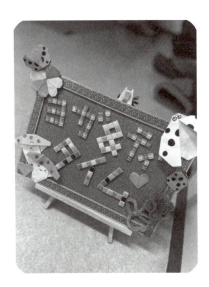

写真 4-1　筆者が一時保護所で毎週行っているヨガとティータイムの時間の看板

筆者が一時保護所で毎週行っているヨガとティータイムの時間の看板。子どもたちが言語以外の表現の中でゆったりと過ごし、スタッフの人もほっとできるルーチンをつくることを目的にしています。

2
医療におけるトラウマ

山口　有紗

> **POINT**
> ・医療における対応や処置が子どもにとってのトラウマとなることがある。
> ・医療トラウマの予防のためには、子どもの権利に根ざし、その子どもの発達段階にあわせた説明や環境整備をすること、子どもが安心できる大人と一緒にいられること、医療によってポジティブな体験を剥奪されないことなどが重要である。
> ・The National Child Traumatic Stress Network（NCTSN）の DEF プロトコルでは、苦痛の軽減・感情的サポート・家族の支援の重要性を強調している。

　ここまで、子どもたちのトラウマをどのようにまなざし、対応するかということをお伝えしてきました。本節では、私たちが医療者として子どもに関わる際、私たち自身が子どもにトラウマを与えてしまう可能性と、その予防について共有します。

　「医療トラウマ」は、病気や怪我のための受診や治療の過程で経験する恐怖や痛み、ストレスによって生じる心理的なトラウマのことを指します。命に関わる病気、怪我、または痛みを伴う医療処置を経験した子どものおよそ 8 割が、何らかのトラウマによるトラウマ反応を経験し、子どもとそのきょうだいの 15-25%、さらに養育者の 20-30% が、持続的なトラウマ反応のために、生活に影響を受けているという報告[1] もあります。病気の治療や処置だけではなく、子どもと養育者を急に分離すること、子どもに選択肢のない強制的な対応、身体を拘束すること（注射の際に身体をタオルで巻くなど）、威圧的な態度（腕を組むことや命令口調で話すなど）、支援の内容や目標を十分説明しないこと、方針を突然変えること、支援機関の掲示物などのことば（暴力・禁止）など、私たちが無自覚に行っていることや態度が、子どもや養育者を傷つけていることがあるかもしれません[2]。

　これまで私たちが学んできたように、同じ出来事でもその影響は子どもや養育者によって異なります。医療トラウマの程度に影響を与える要因として、病気や

怪我の重症度など、私たちが変えられないものもありますが、痛みの程度や、養育者との分離などは、処置の工夫などで低減できます。また、その子どもが過去にトラウマを経験していたり、初期に強いトラウマ反応を示していたりする場合も、医療トラウマの影響が長引くことが知られているため、すべての医療者がトラウマインフォームド・ケアについて知っていることは意味があります。さらに神経発達に特徴を持つ子どもにはそれぞれの特性にあわせた対応を行うことや、すべての子どもたちにとってのポジティブな体験の機会やレジリエンスとなるもの（遊びや学び、家族・友人・地域とのつながりなど）をできるだけ奪わないようにすることも、医療者としてできる重要なことです。

　米国の保健福祉省の関連組織であるナショナル・チャイルド・トラウマティック・ストレス・ネットワーク（The National Child Traumatic Stress Network；NCTSN）は、子どもの医療トラウマの予防のためのツールキットを作成しており、英語でのキットは無料でダウンロードすることができます[1]。そこで紹介されているのが「DEF プロトコル」です（救急医療の ABC、つまり A：Airway 気道確保、B：Breathing 人工呼吸、C：Circulation の次に重要だという意味です）。プロトコルは、以下の 3 つの主要な要素から構成されています（表 4-5）。

　こうした考え方を医療チーム全体が共有し、実践することによって、虐待やネグレクトを契機に受診に至った子どものさらなる傷つきを防ぎ、内なる力を支えることができます。そして、虐待を主訴にしない、予防接種や風邪や小さな怪我での受診などに際しても、こうしたコンセプトで日常診療にあたることで、子どもたちが医療受診や処置によって心理的に過度に傷つくことなく、むしろその体験を自分の力と自信に変えていくことに貢献できるかもしれません。関心のある方はぜひ、前述のツールキットや、日本小児科学会が作成している『医療における子どもの権利の憲章』[3]、医療における子どもの心理的サポートの専門職である『チャイルドライフスペシャリスト』のウェブサイト[4]などを参考にしていただけたらと思います。医療現場が、「子どもの持っている力」と「医療トラウマ」の可能性の双方に繊細に気づき、子どもが自らの力やコーピングスキルを活かせるように、そしてすべての子どもの尊厳が保障されるように、できることはもっとあるはずです。

第4章　トラウマインフォームド・ケア

表 4-5　DEF プロトコル

＜ D：Distress（苦痛の軽減）＞

痛みの評価と治療	痛みを積極的に評価し、治療する。
情報提供と選択肢の提示	子どもに何が起こっているのかを、子どもにわかる言葉で、発達段階に応じて説明し、治療の選択肢を可能な限り提供する（発達段階に応じた説明が必要。例：幼児は痛みを自分がしたことへの罰と関連付けることが多いため罪悪感に配慮した説明をするなど）。
誤解の確認と修正	説明だけではなく、子どもの理解を確認し、誤解があれば修正する。
恐怖や心配事の確認	子どもに恐怖や心配事について尋ね、現実的な希望と安心感を提供する。

＜ E：Emotional Support（感情的サポート）＞

養育者の存在	養育者（や、虐待・ネグレクトの場合にはその子どもを守ることができる大人や施設の職員など）ができるだけ子どもと一緒にいられるようにし、子どもと心配事や恐怖について話せるようにする。
養育者の役割を支える	養育者などが子どもをケアできるような具体的な方法を一緒に考える。
年齢や発達に適した活動	その子どもの年齢と発達適した活動（遊びや学習など）、可能な限り日常の活動に参加できるように支援する。

＜ F：Family（家族の支援）＞

家族のストレスとリソースの評価	家族のストレス要因、利用可能なリソース、家族の強み、対処方法について知る。
家族のサポート	養育者が自身の対処方法リソースを活用し、病院や地域におけるサポートにアクセスできるようにする。

（文献 1 をもとに筆者が翻訳・一部加筆）

【参考文献】

1) The National Child Traumatic Stress Network. Pediatric Medical Traumatic Stress Toolkit for Health Care Providers. 2014.
   https://www.nctsn.org/sites/default/files/resources//pediatric_toolkit_for_health_care_providers.pdf（2024/10/7 閲覧）
2) 亀岡智美. 精神科医療におけるトラウマインフォームドケア. 精神神経学雑誌. 2020; 122: 160-166.
3) 日本小児科学会. 医療における子どもの権利の憲章.
   https://www.jpeds.or.jp/uploads/files/20220817_kensho_p.pdf（2024/10/7 閲覧）
4) 一般社団法人日本チャイルドライフスペシャリスト協会.
   https://jaccls.org/

第5章

医療者にできること

　ここまで、子ども虐待やネグレクトに関わる疫学、様々な因子やアセスメントの考え方などを、子どものウェルビーイング、子どもの権利、エコロジカルモデル、トラウマとアタッチメント、発達の土台などの視点から眺めてきました。ここからは少し実践的に、医療を窓口として私たち一人一人が今日からできることについて考えてみます。エビデンスに基づいたアセスメントやチーム連携、学びのフィールドの持ち方や、地域での保健活動と予防的な取り組みに至るまで、皆さんが直接、間接に関わり得るヒントが散りばめられています。ぜひご自身の日々の業務と関連づけながら読んでいただけたらと思います。

1

エビデンスに基づいた柔軟な対応
～子ども虐待対応の手引き

小橋　孝介

POINT

・米国では「子ども虐待専門医」が認められており、エビデンスに基づく虐待医学が体系化されている。
・日本小児科学会は、体系的な虐待医学のサマリーとして『子ども虐待診療の手引き』を公開している。

　子ども虐待の医学的側面について、欧米では「子ども虐待医学」という医学の一分野として確立しており、小児科専門医のサブスペシャリティーとして「子ども虐待専門医」が他の専門医と並んで認められています。子ども虐待専門医の身につけるべき知識や技術を示した Content Outline（表 5-1）では、より専門的な知識と司法対応が求められる性虐待に関わる内容が全体の 25％を占め、虐待による乳幼児頭部外傷（Abusive Head Trauma in Infants and Children；AHT）やその他の身体的虐待についての内容が 35％となっています。これらの分野では、多くのエビデンスが蓄積されつつあり、専門医の教科書（参考図書 A・B 参照）には様々な客観的な根拠に基づく子ども虐待医学の知見が示されています。日本小児科学会は小児医療に関わる皆さんにエビデンスに基づく虐待医学的な知見をもって、子ども虐待対応に向き合えるよう『子ども虐待診療の手引き』を作成し 2022 年に第 3 版を公開しました。本節では、虐待医学のエビデンスに基づいた基礎知識と対応について概説します。詳細については手引きを参照してください。

表 5-1　米国子ども虐待専門医の Content Outline

	カテゴリー	割合（%）
1	Epidemiology and social/cultural contexts of child abuse（児童虐待の疫学と社会的／文化的背景）	5
2	Abusive head trauma（虐待による頭部外傷）	10
3	Cutaneous（皮膚病変）	10
4	Musculoskeletal injuries（筋骨格損傷）	8
5	Visceral injury（内臓損傷）	3
6	Ear, nose, throat, neck, mouth, and face injuries（耳、鼻、喉、頚、口腔並びに顔面の損傷）	2
7	Ophthalmologic findings and eye injuries（眼科的所見と眼損傷）	2
8	Sexual abuse（性虐待）	8
9	Genital assessment（外性器評価）	9
10	Anal characteristics（肛門所見）	2
11	Sexually transmitted infections（性感染症）；STIs	6
12	Neglect（ネグレクト）	8
13	Prenatal and perinatal abuse（出生前および周産期の虐待）	1
14	Child abuse in the medical setting（医療現場での児童虐待）	2
15	Child fatalities（致死的症例）	4
16	Psychological maltreatment（心理的虐待）	2
17	Drug-endangered children（薬物にさらされる子ども	2
18	Intimate partner violence（親密パートナー間暴力）；IPV	2
19	Societal response（児童保護制度）	5
20	Ethical issues（倫理的問題）	2
21	Neurobiological effects and evidence-based treatment（神経生物学的影響とエビデンスに基づく治療）	2
22	Core knowledge in scholarly activities（学術活動のための基礎知識）	5

1　子ども虐待を疑う

①身体的虐待

　身体的虐待は、日本で相談対応される子ども虐待全体のおよそ 25% 程度を占めています。目に見える虐待として、子どもに関わる医療者が気づく機会も多く、身体的な所見を適切に判断し対応につなげることが求められます。

ⅰ）皮膚損傷

　創傷や皮下出血などの皮膚損傷は、身体的虐待に見られる所見として代表的なものです。様々な皮膚損傷がありますが、その中でも子ども虐待を疑う必要のある皮膚損傷にはいくつかの特徴があります。例えば、図 5-1 に示すように、通常子どもの転倒などで受傷するのは前額部、肘や膝、下腿伸側などですが、腹部、背部、臀部などの被服部位や耳、頚などに皮下出血を認める場合は、子ども虐待を強く疑います。

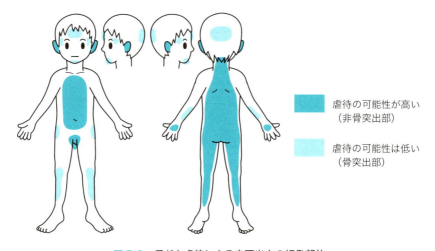

図 5-1　子ども虐待による皮下出血の好発部位

　また、図 5-2[1] に示すような、同じような形の皮下出血を複数認める「パターン痕」と呼ばれる皮下出血も子ども虐待に特徴的とされています。

　子ども虐待を疑う皮下出血をスクリーニングする臨床判断基準として、「TEN-4-FACESp」があります。これは4歳未満の子どもにTEN領域（体幹torso、耳ear、頚neck）やFACES（唇小帯frenulum、下顎角angle of jaw、頬cheek、眼瞼eye lid、結膜下subconjunctivae）に皮下出血、図 5-2 に示すようなパターン痕（patterned）を認めたり、4か月以下の子どもに場所を問わず皮下出血を認めたりする場合、子ども虐待に対する感度95.6%、特異度は98.8%と報告されています[2]。特にFACESは、警告的損傷（sentinel injury）にあたる見逃されやすい皮下出血です。子ども虐待と診断された児の20-25%は先行する見逃された外傷歴があるとされており、微細な皮下出血に気づく重要性が示されています。

熱傷も身体的虐待で見られることの多い皮膚損傷です。通常、お湯がかかったりしてしまった場合、飛び散ったような熱傷（splash mark）となることが多いですが、子ども虐待による熱傷では splash mark を欠く境界明瞭な熱傷になることが多いといわれています。また、タバコなどの熱いものに誤って触れた場合、通常は回避的な行動によってこすったような熱傷になりますが、子ども虐待によって押しつけられた場合には、境界明瞭な触れたものの形（タバコの場合だと正円形）を反映した深い熱傷になります。

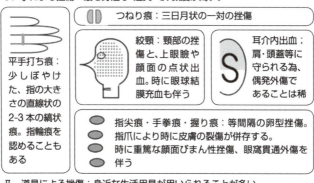

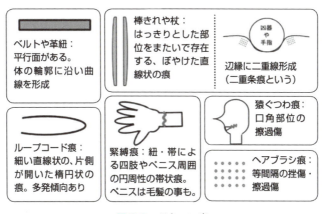

図 5-2　パターン痕
（文献 1 より転載）

ⅱ）骨折
　子ども虐待による骨折は乳幼児期に多く、特に 1 歳未満が約半数を占めます。骨折以外の身体的虐待やその他の子ども虐待を合併することも多く、米国では

表5-2 に示すように 2 歳未満のすべての虐待を疑う子どもについて、「全身骨スクリーニング（skeletal survey；SS）」を勧めています。SS では、乳児の全身を 1 枚のフィルムに収める「babygram」と呼ばれるような広範囲の撮影では見落としが多いため、表5-3 に示すような全身の各部位ごとに X 線撮影を行います。また、1 回の撮影では骨折所見がはっきりしないことがあり、骨膜新生といわれる骨折の治癒過程等が X 線で見えてくる 1-2 週での SS 再検査が必要です。

表5-2 全身骨スクリーニングの適応

2 歳未満	すべての虐待を疑う児（身体的虐待だけではなくネグレクトなどでも）に対して行う。
2 歳以上 5 歳未満	身体的虐待が疑われる児に対して全例行う。その他の虐待でも考慮する。
5 歳以上	SS は必ずしも必要なく、症状または所見のある部位を撮影する。

表5-3 全身骨スクリーニングの撮影部位

頭蓋骨	正面・側面：CT を撮像した場合でも撮像は必須
胸郭	正面・肋骨両斜位：乳幼児の場合 CT による評価も有用
腹部・骨盤	正面
脊椎（胸椎〜仙椎）	側面
脊椎（頚椎）	正面・側面
上腕	正面
前腕	正面
手部	正面
大腿	正面
下腿	正面
足部	正面

iii）内臓損傷

内臓損傷は頻度としては多くないものの、致命的になることが多いものです。乳幼児早期に多く、受傷機転は明らかにならないことが多いものの、上腹部への殴打や蹴りのような外力により、背部に存在する脊柱に挟まれる形で肝臓、膵臓、脾臓、腎臓、腸管などの臓器損傷が起こると考えられています。内臓損傷が起こっても皮下出血などの外表所見を伴わないことも多いため、注意が必要です。

iv ）虐待による乳幼児頭部外傷（Abusive Head Trauma in Infants and Children：AHT）

　5歳未満の子どもの頭部に鈍的外力や激しい揺さぶり，またはその両方が意図的に加えられたことで頭部に生じるものです。歴史的には「乳幼児揺さぶられ症候群（shaken baby syndrome；SBS）」が用語として用いられていましたが，「揺さぶり」はAHTの病態の一部分にすぎないため，米国小児科学会はより包括的なAHTという用語を用いることを推奨しています[3]。受傷年齢はその多くが1歳未満です。実際にAHTの子どもが医療機関を受診する際の症状は，重症であればけいれんや意識障害などですが，軽症の場合は，嘔吐，不機嫌，哺乳不良などの非特異的な症状のみのことも少なくありません。軽症のAHTの場合，その見逃しによって再受傷する割合は25％を超え，9％は致死的経過をたどると報告されています[4]。上述のような乳児の非特異的な症状では，常に鑑別疾患としてAHTを考える必要があります。また，およそ1/4の症例ではAHTの発生に先立って，上述ような警告的損傷（sentinel injury）を認めます[5]。これらを認めた場合にはAHTをはじめとする子ども虐待の可能性を念頭に，注意深い評価を行う必要があります。

②ネグレクト

　子どもが成育に必要なケアを受けられない状況です。表5-4に示すような種類があります。保護者が意図せず子どもに必要なケアをできていない場合や，保護者の信念によって予防接種などの子どもに必要な特定のケアのみができていない場合などもありますが，子どもを中心にとらえ必要な対応を取る必要があります。医療ネグレクトに関して，日本子ども虐待医学会が『医療ネグレクトへの対応手引き』を公開しています[6]。

表5-4　ネグレクトの種類

身体的ネグレクト	衣服，食事や生活環境など衣食住のニーズが満たされない
医療ネグレクト	喘息の治療など必要な医療的ケアを受けられない
歯科ネグレクト	歯磨きなど歯科的ケアや治療を受けられない
監督ネグレクト	子どもだけで自動車内に放置されたり子どもだけで留守番させられるなど年齢に応じた必要な監督が受けられない
情緒的ネグレクト	適切な愛情や必要とされる心理的サポートが受けられない
教育ネグレクト	学校に入学させてもらえない，適切な家庭学習が行えないなど必要な教育を受けられない
その他のネグレクト	―

第5章　医療者にできること

③心理的虐待

　心理的虐待は日本の通告類型の中で最も多く、全体の 60％を超えています。その背景には、家庭内暴力（domestic violence；DV）を目撃している子どもについて、「面前 DV」として警察からの通告が急増していることが大きく影響しています。心理的虐待には**表 5-5**[7] に示すような種類があり、**表 5-6**[8] に示すように長期的に様々な精神心理的問題、行動の問題、医学的問題を引き起こすことが明らかになっています。

表 5-5　心理的虐待の種類

拒絶する	子どもを中傷する、卑下する、恥をかかせる；嘲笑する；特定の子どもだけを選んで批判や罰を与える；公共の場で子どもに屈辱を与える。
威嚇する	生命を脅かす行為をする；子どもに危険を感じさせる；厳しい非現実的な課題を課し、それができなければ殺す、傷つける、危害を加えると脅す；子どもや子どもの愛する人や物に対して脅したり暴力をふるったりする。※ DV の目撃はここに含まれる。
孤立させる	閉じこめたり、行動の自由や社会的交流に不当な制限を加える。
搾取する / 堕落させる	反社会的または発達上不適切な行動をしてみせたり、許容したり、そそのかしたりすること；極端な過干渉や押しつけによって、発達的に適切な自律性を諦めるよう仕向けたり、強要したりする；認知発達を制限または妨げる。
情緒的な反応を拒否する	子どもの働きかけを無視し、必要な返事をしないで子どもとの情緒的な関わりを全くしない。
健康の維持・医療・教育を正当な理由なく拒否する	子どもにとって必要な精神的健康、医療および教育の提供を無視したり、怠ったり、治療や指示に従うことを拒否する。

（文献 7 より引用）

表 5-6　心理的虐待による影響

	精神的問題	行動の問題	医学的問題
小児期 思春期	抑うつ、気分変調症、不安症、注意欠如多動症	解離、記憶力／集中力低下、睡眠障害、引きこもり、自尊心の低下、衝動性、怒り／苛立ち、自殺傾向、PTSD 症状、侵入的思考、過敏性、大げさな反応、性化行動、身体化	Failure to thrive、日常のケアの欠如による慢性疾患の増悪、低身長
成人期	抑うつ、躁、不安症、強迫症、PTSD、パーソナリティ障害、境界性パーソナリティー障害、摂食障害、薬物依存症、アルコール依存症	解離、自己疎外、自尊心の低下、情緒不安定、脅威の過大評価、無反応、対人感受性の変化、衝動性、怒りの問題、攻撃・暴力、自傷行為、自殺傾向、反社会性、依存性、性機能障害、身体化	肥満、慢性疼痛、虚血性心疾患、肝疾患、がん、低身長

Failure to thrive（FTT）とは身体が必要としている栄養が足りていないために、乳幼児期の望ましい体重増加が得られていないという臨床症状である。標準的に FTT を指す日本語訳がないため英語表記とする。非器質性成長障害と呼ぶこともある（第 3 章／ 56 頁参照）。
（文献 8 より引用）

④性虐待

　性虐待の通告件数は全体の 1-2％ですが、米国の統計では 7-8％程度と報告されており、実際にはもっと多くの子どもたちが性虐待を受けていると考えられています。心理的虐待とならび目に見えない虐待であり、私たちがいかに気づき、対応し、ケアにつなげられるかが重要です。しかし、性虐待を疑った場合の話の聞き取り、膣、処女膜等を含めた全身の診察は、子どもにとって心身の大きな負担となるため、専門的な技術を持った医師等が行う必要があるため、性虐待を疑った際には速やかに児童相談所へ通告を行います。

　性虐待の専門的な聴き取りのことを司法面接、性的な被害も念頭においた全身の診察のことを、系統全身診察などと呼びます。司法面接とは、性虐待などの被害を受けた子どもから、専門のトレーニングを受けた人が、情報を正確かつ包括的に、できるだけ子どもへの負担の少ない方法で、1 回で聴き取りを行う面接のことです。性虐待が明らかになった場合には、できるだけ速やかに司法面接を行う必要があります。それまでは、何度も同じことを聴かれることによる子どもへ

第 5 章　医療者にできること

の負担や再トラウマ化および記憶が修飾されてしまうことを防ぐために、「誰が何をしたのか」のみを聞き、それ以外の質問をしないことが大切です。この聴き取りには、RIFCR という専門的な手法などがあります[9]。

ⅰ）性感染症

　自発的な性行動を起こす以前の子どもにおいて見られる梅毒、淋菌、クラミジアなどの性感染症は、性虐待の可能性が高いとされています。米国疾病予防管理センターは表 5-7[10] に示すように各感染症における性的接触との関連を示しており、その診断的意義と対応について推奨を示しています。

表 5-7　性感染症と性的虐待

感染	性的虐待に関する エビデンス	対応
淋菌 *	診断的	要通告
梅毒 *	診断的	要通告
Human Immunodeficiency Virus †	診断的	要通告
Chlamydia trachomatis*	診断的	要通告
Trichomonas vaginalis*	診断的	要通告
肛門性器ヘルペス	疑い	通告を考慮
尖圭コンジローマ *	疑い	通告を考慮
肛門性器伝染性軟属腫	結論未	経過観察
細菌性腟炎	結論未	経過観察

* 稀ではあるが、先天感染、垂直感染は除外する
† 先天性もしくは輸血による感染を除外する
（文献 10 より引用）

ⅱ）性器損傷

　何かにまたがるような形で会陰部を激しくぶつける跨ぎ損傷（straddle injury）によって陰唇の裂傷による出血をきたすことはありますが、基本的に偶発的な事故によって性器損傷をきたすことは稀です。第三者の目撃がない性器損傷については性的虐待を考慮した対応が求められます。

ⅲ）性化行動

　他者の器官を触る、自身の性器を見せる、人形やおもちゃで性行為をまねるなど、年齢不相応な性的言動を「性化行動」と呼びます。その他、年齢によっては性加害行為も性虐待に伴う性化行動と考えられます。子ども自身が性的虐待を受

けた（ている）ことを自ら開示することは困難なことも多く、このような行動を認めた場合、性的虐待の存在を疑う必要があります。

2 子ども虐待に対応する

①問診

　子ども虐待を疑った際には、保護者と子どもを分けて問診や診察を行います。子どもへの問診にあたっては、定型発達の子どもであれば、3歳になれば「誰が（Who）」「何を（What）」という問いに答えることは可能です[11]。問診の際には「ここ、どうしたの？」など開いた質問で問いかけ、「ママに叩かれたの？」などの情報を与えるような問いかけは避ける必要があります。もし子どもが何かを答えた場合、「もう少し詳しく聞かせてくれる？」など開いた質問で詳細を確認し、答えられなかったとしても、それ以上聞く必要はありません。これは、答えを誘導するような質問を行ってしまうと、その後の児童相談所などが行う面接における子どもの発言の信用性を落としてしまうことにつながるためです。

　一方、保護者への問診も子どもと同様に「何があったのですか？」など開いた質問で問いかけるようにします。その際、「ベッドから落ちたのですか？」などの情報を与えるような問いかけをすると、保護者はそれに合った病歴をつくり出すことがあるため、そのような問いかけは避けましょう。

　問診で得られた情報は、要約や省略をすることなく、できる限り保護者や子どもが話したとおりに診療録に記録します。これは子ども虐待の臨床において、その内容が時間とともに変化することも、子ども虐待の一つの所見であり、保護者や子どもがそのときどのように話していたのかが重要になるからです。

②診察

　診察では、上述したような様々な医学的所見を考慮しながら丁寧に全身を診察します。その際、皮膚損傷などの目に見える所見があった場合は、写真を撮影します。撮影の際には、所見のある部分と子どもの顔を含めた全身写真を必ず始めに撮影し、その後局所の所見を定規などのスケールとともに複数枚撮影します。また、診察の際の子どもの表情や言動についても意識して観察し、記録します。小児科診療では当たり前ですが、母子手帳の確認や身体計測、必要に応じて成長曲線の作成なども、子どもの養育状況について評価の手がかりとなります。

　また、子どもの診察にあたっては、寄り添う姿勢で一つ一つの診察手技につい

て、どのように診察するのかを丁寧に説明します。特に重要なことは、診察後に皮膚損傷があれば、「この傷は治る」こと、医学的に異常な所見が無かったのであれば「なにも心配な所見はなかった」ことなど、子どもの安心につながる情報を子どもにわかるように伝えることです。そして、最後に「心配なことがないか」、「今日家に帰っても安心して過ごすことができるか」を確認します。不安がいっぱいで私たちの前に来る子どもたちが、診察を通じて安心感を得られるように心がけましょう。

③通告と情報提供

　私たちは、児童福祉法第6条による通告の義務を負っており、子ども虐待を疑った場合通告を行う必要があります。通告先は児童相談所または市区町村に設置されている通告窓口（子ども家庭センター（次節参照／121頁）など）です。医療機関では、院内虐待対応チーム（Child Protection Team；CPT）が設置されていればCPTに報告し、通告を含めたその後の対応を依頼することが可能ですが、CPTのない病院や診療所では、対応に困ってしまうことがあるかもしれません。そのような場合、地域のCPTを持つ医療機関へ相談し、表5-8に示すような医学的鑑別の必要性という視点から紹介を行って対応を依頼するとよいでしょう。

表5-8　**子ども虐待と鑑別疾患**

症状・徴候	虐待と鑑別すべき疾患として説明する事項
多発性の皮下出血	出血傾向等血液疾患の精査、頭蓋内出血合併の防止
反復する骨折	くる病や骨形成不全症などの病的骨折の精査
頭部外傷	頭蓋内出血の有無の精査、中枢神経合併症の精査
腹部外傷	内臓損傷合併の精査
るいそう、体重増加不良	脱水症の治療、成長ホルモンの分泌検査
発達の遅れ	神経・筋疾患や代謝性疾患などの原因疾患の精査
無気力、異食	代謝性疾患の疑い
家出、放浪、乱暴	注意欠如多動症等の神経発達症の精査と治療

　通告以外にも児童福祉法第6条で、医療者には保護者の養育を支援することが必要な児童（要支援児童）、出産後の養育について出産前において支援が必要な妊婦（特定妊婦）について、市町村への情報提供の努力義務が課せられています。すべての支援が必要と思われる子どもについては、保護者の同意の有無に関わら

ず市町村へ情報提供をすべきであり、情報提供にあたっては通告と同様に守秘義務違反や個人情報保護法違反に当たらないことが明示されています。

3 子ども虐待を予防する

　今起こっている子ども虐待に対応するだけでは、子ども虐待のない世界を実現することはできません。子ども虐待の予防には、表 5-9 に示すように一次予防、二次予防、三次予防があります。子どもを主体に考えたとき、出産後の子どもの養育に支援が必要と考えられる、特定妊婦に対する出生前からの支援や死亡した子どもに関する死因究明のためのチャイルド・デス・レビュー（Child Death Review；CDR）など、従前の予防医学の枠組みでは分類できない予防的活動もあります。

表 5-9　子ども虐待の予防活動

	対象	予防活動
一次予防	すべての国民	発生予防　例：体罰によらない子育ての啓発
二次予防	リスクの高い子ども	早期発見・早期対応　例：乳幼児健診、CPT の設置
三次予防	虐待を受けた子ども	再発予防・リハビリテーション　例：トラウマに対する心理療法

【参考文献】

1) 奥山眞紀子，山田不二子，溝口史剛，他．子ども虐待対応医師のための子ども虐待対応・医学診断ガイド．厚生労働科学研究費補助金子ども家庭総合研究事業「子どもの心の診療に関する診療体制確保，専門的人材育成に関する研究」分担研究　虐待対応連携における医療機関の役割（予防，医学的アセスメントなど）に関する研究．2010. p.133.
https://mhlw-grants.niph.go.jp/system/files/2010/103011/201018005B/201018005B0007.pdf
（2024/12/10 閲覧）

2) Pierce MC, Kaczor K, Lorenz DJ, et al. Validation of a Clinical Decision Rule to Predict Abuse in Young Children Based on Bruising Characteristics. JAMA Netw Open. 2021; 4: e215832.

3) Christian CW, Block R, Committee on Child Abuse and Neglect, et al. Abusive head trauma in infants and children. Pediatrics. 2009; 123:1409-1411.

4) Jenny C, Hymel KP, Ritzen A, et al. Analysis of missed cases of abusive head trauma. JAMA. 1999; 281: 621-626.

5) Sheets LK, Leach ME, Koszewski IJ, et al. Sentinel injuries in infants evaluated for child physical abuse. Pediatrics. 2013; 131: 701-707.

6) 日本子ども虐待医学研究会 医療ネグレクトへの対応手引き改訂 ワーキングチーム．医療ネ

グレクトへの対応手引き．2013.
https://jamscan.jp/dl/download.cgi?name=Medicalneglect_guidance.pdf（2024/10/8 閲覧）

7）マーラ・R・ブラサード，デイヴィド・B・ハーディー．心理的虐待．IN：メアリー・エドナ・ヘルファ他（編），坂井聖二（監訳）．虐待された子ども．明石書店．2003, pp.737-772.

8）Martin SD, Snyder K. Psychological Maltreatment. IN: Laskey A, et al.（eds.）Child Abuse. 4thed. American Academy of Pediatrics. 2020,pp.655-671.

9）チャイルドファーストジャパン．ChildFirst® 司法面接研修受講の FAQ.
https://cfj.childfirst.or.jp/faq/（2025/1/27 閲覧）

10）CDC. Sexually Transmitted Infections Treatment Guidelines, 2021. 2021. p.132.
https://www.cdc.gov/std/treatment-guidelines/STI-Guidelines-2021.pdf（2024/10/8 閲覧）

11）Kellogg ND. Interviewing children and adolescents about suspected abuse. IN：Jenny C（ed）. Child abuse and Neglect. Saunders. 2011, pp.41-50.

【参考図書】

A）ロバート・M・リース，シンディー・W・クリスチャン（編著），日本子ども虐待医学研究会（監訳）．子ども虐待医学—診断と連携対応のために—．明石書店．2013.

B）キャロル・ジェニー(編)，日本子ども虐待医学会(監訳)．子どもの虐待とネグレクト—診断・治療とそのエビデンス—．金剛出版．2018.

C）ポール・K・クラインマン（編），小熊英二（監修），溝口史剛（監訳）．子ども虐待の画像診断—エビデンスに基づく医学診断と調査・捜査のために—．明石書店．2016.

2

院内虐待対応チーム
（Child Protection Team；CPT）

田上　幸治

POINT

- ・CPT の役割は、医療機関が子ども虐待に対し、組織的に子どもの安全をより確実に担保し、支援につなげていくための仕組みである。
- ・多機関連携チーム（MDT）が虐待対応にとって最も重要である。
- ・Children's Advocacy Center（CAC）とは、最も対応が難しい性虐待の理想的な対応としての仕組みで、子どもに優しい環境で、聞き取り、診察、こころのケアを MDT のもと、ワンストップで対応することである。

1 院内虐待対応チーム（Child Protection Team；CPT）とは

　子ども虐待の発生予防と早期発見のためには、診療、健診、予防接種等で多くの子どもと関わり、医学的根拠に基づき異常所見をとらえることができる医療機関の役割は重要です。しかし、医療機関で子ども虐待に対応するためには、虐待かどうかの判断や養育者との関係、行政機関との連携など様々な障壁があり、虐待を疑いながらも見過ごされる例も少なくありません[1]。子ども虐待事例に対応するために、多職種から構成される CPT を設置することが有用とされています。CPT 設置の利点としては、①役割分担の明確化、②スタッフの責任、負担の軽減、③スタッフのスキルの向上、④院内での対応方針の統一、⑤関係機関との連携の円滑化、が挙げられます[2]。医療機関が子ども虐待に対し、組織的に子どもの安全をより確実に担保し、支援につなげていくための仕組みとしての CPT を構築、より充実したものにすることが急務です[3]。CPT に参加すべきメンバーは、小児科医、その他の医師、医療ソーシャルワーカー、看護師、心理士など多職種にわたります。医療機関の特性により、機能的な組織をつくるために、メンバー

を厳選する工夫が必要です。メンバーが有機的に活動する上での組織構成を示します（図5-3）[2]。

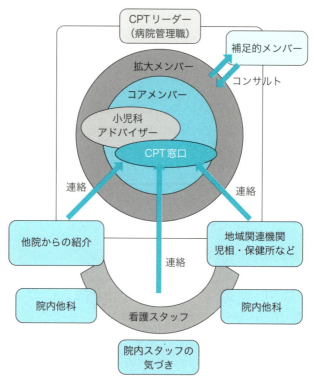

図5-3 　CPTに参加すべきメンバーとその組織構成
（文献2より引用）

　また、備えるべきCPT機能は病院の機能によって異なります(表5-10)。ステージ1は、小児の入院病床を持つすべての病院が持つべきCPT機能であり、自施設内で認識した虐待疑いの症例に対応します。ステージ2は、地域の子育て支援拠点として機能し、自施設を超え、他の2次医療圏の診療所や病院から相談を受けます。ステージ3は、さらに他の2次医療圏の病院が対応困難な症例を受け入れ、虐待の医学診断や司法対応や最も対応が難しい性虐待の症例も対応します。

2　院内虐待対応チーム（Child Protection Team：CPT）

表 5-10　病院機能の応じた CPT 機能

Ⅰ. コーディネーター※	
ステージ1	コーディネーターが明確化されている（部署に付託されている形でもよい）。
ステージ2	虐待対応専任者が明確化されている。
ステージ3	虐待対応専任者が複数おり、オンコール体制で、24時間365日、常に専門性が発揮できる状態である。

Ⅱ. チームリーダー	
ステージ1	チームリーダーが明確化されている（非常勤でもよい）。
ステージ2	チームリーダーは常勤で、虐待対応のトレーニングを受けた経験がある。もしくは院内でトレーニングを行う立場にある。
ステージ3	虐待関連学会活動に積極的に参加・院外虐待講演活動を行う。地域行政と協働し、地域虐待対応体制構築のリーダーシップを発揮し、ピアレビューのマネージメントを実施している。

Ⅲ. ワーキンググループ（WG）	
ステージ1	コーディネーターを通して必要時に、チームリーダーやその他の必要とされる CPT メンバーへ連絡が行われる。
ステージ2	コーディネーターを通して、マニュアルに則り、WG へ連絡し、WG として対応。
ステージ3	マニュアルに則った WG での迅速対応体制が確立しており、関連各科との連携体制も確立している。

Ⅳ. アドミニストレーター	
ステージ1	CPT は病院管理者の公認組織である。自施設外の専門職が院内活動を行う際に、協力体制を敷いている。
ステージ2	CPT の長は、病院管理者であり、チームリーダー・コーディネーターの活動を積極的に支援している。
ステージ3	CPT の長は、地域の虐待体制構築につき、一定程度の関与を、直接もしくは間接的に行っている。

第 5 章　医療者にできること

Ⅴ. その他のチームメンバー	
ステージ 1	チームリーダーの所属科を含む少数の科での運営である。
ステージ 2	虐待に関与しうるあらゆる科・部門がメンバーとして参画している。必要時には院外機関や、他機関の専門職の会議参加を柔軟に求めることができる。
ステージ 3	虐待に関しての見識の深い医師が複数存在し、地域の診断 / 鑑定などの幅広いニーズに対応可能。もしくは、チームリーダーが虐待医療の横断的な深い見識を有し、あらゆる地域のニーズに応えることができ、関連各科もそれをサポートする体制がある。

Ⅵ. 発見時の CPT 連絡マニュアルの整備とその認知	
ステージ 1	虐待の疑いのある事例を職員が認知した場合にその後の連絡体制が、マニュアルとして整備されている。
ステージ 2	マニュアルの存在が、職員に周知されており、新入職者オリエンテーションの一環として説明されている。
ステージ 3	マニュアルの意義がスタッフに理解され、実際に効果的に運用されている（虐待疑い例の 80% 以上が、CPT に連絡が入っている）。

Ⅶ. 連絡受理体制	
ステージ 1	日中のコーディネーターへの受理体制が、明確化されている。
ステージ 2	日中・夜間ともに受理体制が明確化されており、日中に関しては、専門的対応が担保されている。
ステージ 3	日中・夜間ともに受理体制が明確化されておりオンコール体制で 24 時間 365 日、常に専門性を発揮することができる。

Ⅷ. CPT 連絡後のマニュアル整備	
ステージ 1	個別ケースにより、コーディネーターの裁量で、その後の対応が行われる。
ステージ 2	連絡受理後の指針が明確化しており。休日夜間など CPT 以外が受理した場合も初動指針が明確化している。
ステージ 3	関連他科との連携体制が、初動時以降も明文化され、共有されている。

IX. 医学診断検査マニュアル / 医学診断提供	
ステージ1	医学検査マニュアルが定められ、機会を失することなく必要な医学的検査を行いうる。 他機関の求めに応じ可能な範囲内で所見をわかりやすく説明し、医療意見書を記載することができる。
ステージ2	定められた虐待医学検査マニュアルの各項目が、実際に80%以上履行されており、ほとんどの事例でその所見を医学的に解釈し、医療意見書を記載できる。
ステージ3	定められたマニュアルの範疇を超え、必要な検査を的確に行い、解釈することができる。他の医療機関・関係機関からの、虐待診断に関するあらゆる求めに対応可能。

X. 性虐待事例対応	
ステージ1	不適切な面接の不利益をCPTが理解しており、事例が生じた際には、最小限の聞き取りの上、地域につなげることができる。
ステージ2	子どもの不安低減に努めつつ小児科医と産婦人科医が協働して、子どもの呈している医学的所見を記録に収め、的確なSTD検査やDNA等の証拠採取を施行可能。
ステージ3	性虐待に対しての、専門的診察ならびに医療面接が可能である。多施設からの性虐待に関する、医療コンサルトを行うことが可能である。地域と連携し性虐待拠点病院として機能しうる。

XI. 重症事例虐待除外	
ステージ1	重症事例入院の際に、主治医より虐待の懸念が伝えられた場合に、医学的評価に加え、周辺状況に関する評価を関係機関と協力し行うなどにより、サポートを行うことができる。
ステージ2	重症事例入院の際、主治医が虐待除外のスクリーニングを行う体制を整え、陽性の場合にCPTが関与・協力することを院内の合意事項として実施できる。
ステージ3	院内の重症事例入院の際に、コーディネーターがそれを把握し、CPTとして虐待除外スクリーニングを実施できる。また、そのようにCPTが関与・協力することを、院内の合意事項として実施できる。

XⅡ. CPT 会合	
ステージ 1	事例が発生した際に、その対応の検討を中心として会合が開かれる。
ステージ 2	事例が発生した際に、その対応の検討を中心として会合が開かれる（開催頻度はまちまちであるがおおむね年8回を超えない）。検討すべき事例がなくとも、定期会合を少なくとも2-3か月に一度実施している。
ステージ 3	CPT として検討すべき事例がなくとも、定期的な会合を少なくとも1か月に1度実施している。チームメンバーの出席率は80%を超え、関連各科の情報共有体制が確立している。会合に他機関が定期的に参加し、情報共有がなされている。

XⅢ. 症例のデータベース化	
ステージ 1	CPT で検討された事例につき、ファイリングを行っている。
ステージ 2	事例のファイリングを行っており、少なくとも虐待類型別の事例数については、その情報を地域関連機関に提供することができる。代理ミュンヒハウゼン症候群などの検討のために、他の機関から照会があった際に、速やかに検索し回答することが可能である。
ステージ 3	発展 STEP に加え、年次報告としてまとめ、活動レビューとともに公表が可能である。虐待に関する多施設共同研究などの際に、自施設の症例について、守秘義務・個人情報につき配慮の上、いつでも協力できる。

XⅣ. 研究活動	
ステージ 1	虐待に関する、エフォートの少ない調査研究に協力することができる。
ステージ 2	症例発表や小規模の独自研究成果を発表することができる。虐待に関する、エフォートの大きい調査研究に協力することができる。
ステージ 3	大規模な多施設共同研究を計画するなど、子ども虐待分野の我が国の先進的研究活動のリーダーシップを発揮することができる。

XⅤ. 0次・1次予防活動	
ステージ 1	該当なし
ステージ 2	産婦人科・周産期スタッフへ、体制整備上の助言を行う等、CPT として助言が可能。養育上の懸念のある家庭・要支援児童に対しての対応がシステム化（チェックリストを使用・色づけシールを使用等）されている。
ステージ 3	地域行政と協同し、自施設外の産婦人科施設へも助言を行っている。

ⅩⅥ.3 次予防活動	
ステージ1	該当なし
ステージ2	子どもの心理 / 精神的問題に対する精神医学的対応が可能である。もしくは、連携先があり、子どもに関して急性期（虐待発見→処遇決定）以降の総合的フォローアップが可能。
ステージ3	被虐待児への急性期以降の総合的フォローアップが可能であるとともに、加害親に関しても包括的な対応が可能。行政の親子再統合の意思決定に対し、助言を CPT として行うことが可能。

ⅩⅦ. Child Death Review（CDR）について	
ステージ1	該当なし
ステージ2	医療機関内実施の際にコーディネートを実施できる。
ステージ3	多機関実施の際に、コーディネートを実施できる。

ⅩⅧ. 院内啓発	
ステージ1	定期的に院内で虐待啓発活動を行っている。
ステージ2	定期的（少なくとも年1回）に講師を招聘しての、虐待啓発活動を行っている。ニューズレター等の啓発物の発行を不定期で実施。
ステージ3	CPT メンバーが講師となり、虐待に関する院内啓発活動を定期的に（少なくとも年2回）行っている。ニューズレター等の啓発物の発行を定期的に行っている。

ⅩⅨ. 教育活動	
ステージ1	該当なし
ステージ2	学生への虐待対応教育をカリキュラム化し、実施。レジデントへの虐待対応教育の場を用意し、提供している。
ステージ3	学生の虐待対応教育をカリキュラム化し、実施している。（「子ども虐待」というテーマ単独で、一コマ以上教育している。もしくは、関連他科間で、有機的な講義が行われている）。レジデントへの虐待対応教育の場を用意し提供している（ベッドサイドもしくは、少人数へゼミ形式で実施）。

XX.医療機関間連携	
ステージ1	該当なし
ステージ2	診療所からの求めに応じ、直接もしくは行政を介し、被虐待児紹介を受け付けることが可能である。
ステージ3	診療所・病院からの求めに応じ、直接もしくは行政を介し被虐待児紹介・電話コンサルトを受け付けることが可能である。

XXI.他機関からの医療相談	
ステージ1	他機関に対し、医療機関の把握している情報を説明し、必要時に医療意見書を作成し、子ども保護に役立てることができる。
ステージ2	1に加え、他の医療機関が一時保護委託困難の場合、自施設で提供できうる医療サービスの範囲内で一時保護委託を受けることができる。
ステージ3	2に加え、鑑定書作成や法廷証言などあらゆる医療的対応が可能である。あらゆる事例の一時保護委託を受け入れることが可能で、重度身体的虐待/ネグレクト、性虐待事例の初動調査に関しては、システム化し、対応している。

※コーディネーターとは、自施設内の関連多科同士をつなぐコーディネート、ならびに自施設と他機関（児童相談所・保健所・学校等）をつなぐコーディネートする人物である。

2 MDT（Multidisciplinary Team）の重要性

　Multidisciplinary という言葉は、multi は多、disciplinary は分野で、多くの学術分野のチームという意味で、MDT が単なる多機関や多職種の集まりを意味するものではなく、虐待対応の険しい道のりを開拓してきた歴史を背負った言葉です。度重なる悲惨な虐待事例の反省から、虐待対応は福祉・医療・司法が協力する必要が協調され、法律が幾度も改正されました。医学研究の進歩により、子ども虐待の医学的な知識が増しました。このような状況の中でその専門性を持つ人が求められ、MDT の重要性がさらに叫ばれました。MDT とは、その背景に各機関がその専門性を持っていることを前提にしています。例えば、ある虐待事例が発症したとします。そこで多機関が集まりますが、子どもや子ども虐待に無知な警察/検察、虐待に興味がない医師、福祉職で県に雇われ児童相談所に移動になって子どもに関わったことがないワーカーが集まっても、子どもの最善の利益は図れません。子ども虐待についての知識や医学知識や制度について精通した人が顔の見える関係で、子どもに起こったことに迫り、判断・対応していくことが必要です。神奈川県立こども医療センターでは虐待が疑われる重傷症例が運ばれ

たときに、できるだけ早く緊急の CPT 会議を開催します。MDT の重要性から 2013 年からは児童相談所が、2018 年から警察がその会議に参加しています。虐待対応において MDT は最重要ですが、最も難しい課題です。うまくいく秘訣を表 5-11 に示します。

表 5-11　MDT が成功する秘訣

1. チームの説明責任	チームは基準を満たし、目的や目標のために機能する。
2. メンバーの説明責任	個々のメンバーはチームに責任を持ち、会議に参加し、準備し、チームの方針や遂行に沿う。
3. メンバーが燃え尽きないように努力する	チームメンバーは虐待症例を扱うストレスに対処できるようお互いにサポートする。
4. 成果を祝福する	チームが継続的に成果を上げために、燃え尽きないために重要。
5. 明確な目的を決める	各々の機関の目的は異なるので、チームの奥的が定義され、メンバーで共有されなければならない。
6. すべての機関への一貫した説明	うまくいくためには、チームメンバーはお互いに知り、常に一緒に動く必要がある。各機関は、すべての必要な情報が共有される。
7. 評価の継続	メンバーから誠実に評価されることにより、チームは目的を果たし、将来の計画や改善を可能にする。
8. MDT の概念を広げる	正式なチーム会議以外でも、毎日一緒に仕事している。
9. リーダの確立	会議が潤滑に、効果的に進む。
10. 他のチームメンバーの役割を理解する	各メンバーが他のメンバーの役割や決定を理解する。
11. 新しいメンバーへの説明	チームの目的や作業の理解につながる。
12. プロトコールの文章化	各機関の役割を明確にし、暗黙の了解を明確にし、機関間の協定として機能する。
13. 論争を解決する術を伸ばす	非難より、問題解決に集中する。
14. スーパーバイザーのサポート	各機関間のコミュニケーションや関係を構築する。
15. 信頼、尊敬、委任	チームの成功には重要である。
16. 弱さや失敗の理解	問題点を補い、修正することができる。

第 5 章　医療者にできること

3 CAC（Children's Advocacy Center）とは

　当時地方検事であった Bud Cramer はまだまだ MDT ができていないこと、被害にあった子どもが良くなっていないことを理由に 1985 年、CAC を立ち上げました。この状況は、現在の日本の状況に似ています。CAC は様々な形態がありますが、警察、検察、児童相談所、子どもアドボカシー、医療、メンタルヘルスなどの MDT が、子どもに優しい環境で面接、全身診察、こころのケアなどをワンストップで行うところです。CAC モデルでの性虐待対応は従来の対応に比べ、訴追率が上がり、訴追手続きの時間を短縮することができ[4]、コストを抑えることができることができます[5]。米国では CAC は増え続け、961 か所の CAC が存在します（2024 年 6 月 15 日時点）。そして、BARNAHUS として欧州でもその仕組みは広がっています。

【参考文献】

1) Jenny C, Hymel KP, Ritzen A, et al. Analysis of missed cases of abusive head trauma. JAMA. 1999; 281: 621-626.
2) 医療機関ならびに行政機関のための病院内子ども虐待対応組織（CPT：Child Protection Team）構築・機能評価・連携ガイド. 平成 25 年度厚生労働科学研究（政策科学推進研究事業）児童虐待の発生と重症化に関連する個人的要因と社会的要因についての研究（研究代表者藤原武男）
http://www.mhlw.go.jp/stf/shingi/2r9852000002kahn-att/2r9852000002kb4d.pdf（2024 年 10 月 8 日閲覧）
3) Tanoue K, Senda M, An B, et al. National survey of hospital child protection teams in Japan. Child Abuse Negl. 2018; 79: 11-21.
4) Miller A, Rubin D. The contribution of CAC to felony prosecution of child sexual abuse. Child Abuse Neglect. 2009; 33: 12-18.
5) Walsh WA, Lippert T, Cross TP, et al. How long to prosecute child sexual abuse for a community using CAC? Child Maltreat. 2008; 13: 3-13.

3

仲間を増やしともに学ぶ

小橋　孝介

> **POINT**
>
> ・2020年以降医師となる者に対して、子ども虐待対応についての研修が必須化されている。
> ・系統的に子ども虐待医学を学ぶ研修として、医療機関向けの虐待対応啓発プログラム BEAMS（ビームス）がある。
> ・子どものためにも支援者自身のためにも仲間とつながることが重要である。

1 子ども虐待の卒前・卒後教育

　第5章1（88頁）で述べたように、米国では小児科専門医のサブスペシャリティーとして「子ども虐待専門医」が認められています。医学部にも子ども虐待医学を専門とする教員が在籍していることもあります。また卒前教育として、平均で2-4時間程度の子ども虐待に関する卒前教育が行われています。また卒後教育として、すべての医療関係者に対して、数時間の子ども虐待対応に関する研修を必須化している州もあります。基本的な子ども虐待対応（気づき、対応する）は、すべての医療者にとって当たり前に知っておかなければならない、行動できなければならない、"たしなみ"なのです。

　日本の医学部における卒前教育では、おおそよ半数の大学で全く子ども虐待に関する講義がないことが報告されています[1]。また1コマ以上子ども虐待に関する講義を行っている大学は12.5%にすぎません。残念ながら日本の大学医学教育の中で、子ども虐待について教えられる教員はごくわずかであり、現在の状況が大きく変化する見込みは少ないと考えられます。今後、虐待医学の専門性の確立と医学教育改革が求められます。一方で、卒後教育においては、2020年に厚生労働省の医師臨床研修指導ガイドラインの改訂により、子ども虐待についての研修が必須項目とされ、医療機関に求められる早期発見につながる所見や徴候、およびその後の児童相談所との連携等について学ぶことが明記され、2020年以降

第5章　医療者にできること

医師免許を取得した医師は、全員子ども虐待の基本的な知識と対応方法を学んで現場に出ることになりました。また診療報酬においても2024年の改訂により、小児かかりつけ診療料の算定要件に「不適切な養育にも繋がりうる育児不安等の相談に適切に対応すること」という項目が追加され、子ども虐待に関する適切な研修の修了が望ましいことが明記されました。今後、地域のかかりつけ小児科であるクリニックの医師なども、基本的な知識と対応方法を学ぶこととなります。

2 医療機関向けの虐待対応啓発プログラム BEAMS（ビームス）

医療における子ども虐待の問題について関連医学領域の総力をあげた連携が不可欠であるという共通認識から、2009年に日本子ども虐待医学研究会が設立され、様々な医療関係者が集い、子ども虐待の問題について自由かつ専門的に議論する場となってきました。2015年にはその活動の広がりから、日本子ども虐待医学会（Japanese medical society on child abuse and neglect；JaMSCAN）となり、2020年からは日本小児科学会分科会の一つとなっています。

JaMSCANでは、その大きなミッションとして、すべての医療関係者に子ども虐待の知識と対応方法について系統的に学ぶ機会の創設と医療機関における虐待対応の均霑化を目指し、『医療機関向けの虐待対応啓発プログラム BEAMS（ビームス）』のプログラム開発を行いました。2014年度のパイロット開催を経て、2023年度までに延べ30,423名（Stage 1：23,603名、Stage 2：6,518名、Stage 3：302名）が受講しています。

子ども虐待対応にあたって、すべての医師が子ども虐待医学の専門知識を持って対応するというのは現実的ではありません。例えば、日常診療における医療機関連携の枠組みのように、①診療所などの地域の医療機関、②子ども虐待対応組織（Child protection team；CPT）のある地域の中核病院、③こども病院など高度な専門医療を提供する専門病院という3つのレベルで考えてみると、それぞれのレベルで求められるコンピテンシー（核となる能力、機能）は異なります。そして、これら3つのレベルが有機的に連携しネットワークを構築していくことが求められます。BEAMSではプログラムを3つのレベルに分け、そのレベルごとに求められるコンピテンシーを示しています。

① BEAMS Stage 1：Be a Medical Sentinel on Child Abuse

Stage 1 は、医療機関に限らず子ども接する機会のあるすべての人が対象です。このステージの BEAMS は Be a Medical Sentinel on Child Abuse の略語であり、虐待を早期に発見し通告することの意義を理解し、医療機関での Sentinel（歩哨・見張り番）として、子ども虐待を早期に発見し、適切な行動がとれるようになることをコンピテンシーとしています。講義は 45-60 分程度で、前半では子ども虐待総論として、子ども虐待の基本概念（定義、歴史など）を学び、後半ではどのように虐待を疑い初期対応を行うのかについて、『一般医療機関における子ども虐待初期対応ガイド』（子ども虐待医学会ホームページより無料でダウンロード可能）[2] に則って学びます。

② BEAMS Stage 2：Be a Medical Safety-Hub on Child Abuse

Stage 2 は、虐待対応を行う可能性の高い小児科医や CPT のメンバーが対象です（医療機関における虐待対応を深く学びたいその他の人も受講可能）。このステージの BEAMS は Be a Medical Safety-Hub on Child Abuse の略語であり、虐待を受けている子どもが発見された際に医療の立場で子どもの安全を担保し、的確に地域のネットワークへつなげる（安全の架け橋＝ Safety-Hub となる）こと、そしてそのネットワークへ的確な医学診断を伝えることができるようになることをコンピテンシーとしています。講義は 90 分程度で、『子ども虐待対応医師のための子ども虐待対応・医学診断ガイド』をもとに、皮膚所見や骨折、頭部外傷などについての虐待医学各論だけでなく、子ども虐待における養育者への対応、多機関連携の基本も学びます。

③ BEAMS stage 3：Be a Medical Specialist on Child Abuse

Stage 3 は、Stage 1、Stage 2 の講義を修了した CPT のリーダー的立場の医師、子ども虐待医学を専門とする医師（子ども虐待専門医）を目指す医師が対象です。このステージの BEAMS は、Be a Medical Specialist on Child Abuse の略語であり、子ども虐待対応上の知識・専門性を活かし、実際の臨床の場や地域で虐待対応の医療的リーダーシップを発揮することができるようになることをコンピテンシーとしています。コースは 1 日半（12 時間程度）で行われ、教科書や座学の知識では理解しにくい部分をロールプレイなどの手法を用いて実践的に理解を深め、また虐待対応上遭遇する問題をクローズアップして、対応法等をグループでディスカッションしながら考えていきます。

第 5 章　医療者にできること

3　仲間を増やす

　医療機関における子ども虐待対応は、非常にストレスの多い職務です。虐待によって傷ついた子どもたち、場合によっては命を失った子どもと直接対面し対応しなくてはならなかったり、凄惨な虐待を受けてきた子どもの話を聴いたりすることで、支援者自身のこころが傷つくことが少なからずあります。またそれだけでなく、それぞれの現場で子ども虐待に対応するスタッフが限られており、一例ごとに、常に「これでよかったのだろうか」という不安がつきまとい、そこに「それでよかった」といってくれる誰かがいないと、こころが疲れてしまう要因になります。なお、子ども虐待専門医の教科書である子ども虐待医学の専門書の中でも、支援者に対するケアについて 1 章が割かれています[3]。

　こういったストレスに向き合っていく中で、仲間の存在は重要です。同じ組織内はもちろんですが、同じ想いを持って子どもたちと向き合い、相談ができる他の組織の仲間がいることは強みになります。BEAMS はこのようなつながりをつくる機会を提供する場にもなっています。また、国の行っている児童虐待防止医療ネットワーク事業による地域の医療機関をつなぐネットワーク等も同様に仲間づくりの場となっています。

【参考文献】

1) 奥山眞紀子，柳川敏彦，山田不二子他. 子どもの心の診療に関する診療体制確保、専門的人材育成に関する研究. 厚生労働科学研究費補助金 疾病・障害対策研究分野 成育疾患克服等次世代育成基盤研究. 2010. pp.109-113.
2) 日本子ども虐待医学会. 一般医療機関における子ども虐待初期対応ガイド.
https://jamscan.jp/dl/download.cgi?name=ippan_manual.pdf（2024/10/8 閲覧）
3) Jan Bays. 支援者に対するケアについて．IN：キャロル・ジェニー（編）. 子どもの虐待とネグレクト. 金剛出版，2017. pp.1055-1061.

4

地域における保健師の役割

松岡　佳美、田口　美恵子

POINT

・保健師は地域の健康課題に取り組む活動をしており「児童虐待」もその一つである。児童福祉法の改正により令和4（2022）年、児童相談所に保健師の配置が義務化された。
・地域の保健部門の保健師は、母子保健を担い、妊娠期面接、赤ちゃん訪問、健診等、ポピュレーション活動の中で妊娠期から自然に養育者に関われる機会を持っている。
・保健師は、子どもの「発育・発達」を理解し「家族全体」を見る視点を持ち、母や子どもの声を聴き、家庭訪問等を実施し寄り添う。虐待の予防段階から関わり、子ども家庭センターのケースワーカーの協力も得て必要な相談・支援を行う。また、医療の知識だけでなく、ケースを支える保健福祉の制度やサービス等地域社会資源の知識があり、医療機関や関係機関とも連携している。
・医療機関の地域支援の相談窓口として保健師の活用を！

1　児童相談所で出会った子どもたち

　「どうせ大人が決めるよね」「何で大人が悪いことをしたのに、何で自分だけ生活を変えなくちゃいけないの」、いつも笑顔の子が入院先で急に真顔になって語った言葉。アルコール依存症の母を持ち、家庭内で性被害にあい、児童相談所で一時保護された子どもの声です。地域保健の現場で保健師として活動し母子を支援してきましたが、児童相談所で出会うリアルな子どもたちの声は胸に響き、自分たちの母子保健活動が問われる気がしています。保健師はゆりかごから墓場まで、すべてのライフステージの健康課題に関わります。母子保健活動は、子どもが生まれる前の妊娠中から支援は始まります。子どもたちのサインを見逃してはいないか？　改めて母子保健の大切さ、早期からの支援の必要性を痛感せざるを得ません。子どもの安心安全、健全な成長のためには、妊娠出産から、関わる機関の気づきや発見、支援がつながっていく必要性があります。本節では、そこに携わる保健師の活動についてお伝えします。

第 5 章　医療者にできること

2　保健師とは

保健師免許は、保健師助産師看護師法に以下のように規定されています。

第二条　この法律において「保健師」とは厚生労働大臣の免許受けて保健師の名称を用いて保健指導に従事することを業とする者をいう。
第七条　保健師になろうとする者は保健師国家試験及び看護師国家試験に合格し、厚生労働大臣の免許を受けなければばらない。

保健師は個人の課題だけに留めず、その地域にある共通の健康課題への取り組みも行います。長い歴史の中で乳幼児死亡率の改善等、公衆衛生の一翼を担ってきました。地域の健康課題は複雑化・多様化し、近年では大規模災害時の被災地支援対策等の活動も行います。「児童虐待」は健康課題の重要な一つであり、児童相談所に保健師の配置が必置となったことや、こども家庭センター設置等、母子保健と児童福祉の連携は強化されています。保健師が活動する場が増え、ますます重大な課題への対応が期待されています。

3　妊娠期からの早期支援と長期的な視点を持った関わりの必要性

妊娠期や産後は保護者にとって心身の変化や家族の力動の変化により、危機的状況も起きやすい時期であるとともに、介入や支援を行うチャンスの時期でもあります。図 5-4 こども家庭庁の「こどもの虐待による死亡事例等の検証結果等について」[1] より、子どもの死亡事例は 0 歳が約 5 割と最も多く、また乳幼児で約 7 割を超えている現状から、地域母子保健の担う役割は重要です。乳幼児期は発達課題である愛着関係の形成に重要な時期であり、児童相談所で出会った児童のように愛着の障害が起きる前に「妊娠期からの切れ目のない支援」で親子関係を支え、虐待を予防することが大切です。

児童相談所や地域の保健部門では、支援に拒否的であり、相談ニーズの発信が乏しい保護者に出会います。小児期に虐待を受けていた保護者は、人を信用できず防衛的で相談につながりにくい傾向にあります。中板は、「特定妊婦[※1]は、妊娠期から特定妊婦となった背景を鑑み、予想される困りごとへのさりげない情報提供や支援など予防段階で介入すること、専門分野以外でも母の困りごとには、

※1　特定妊婦：予期せぬ妊娠、DV、貧困、家族のサポートが受けられない、若年妊娠等で子どもを育てるのが難しく、出産前から特に支援が必要とされる妊婦。

のりしろを伸ばし一緒に対応し、先ずは信頼関係を構築し、母の受援力を高めていく関わりが求められる」と述べています[2]。真の支援ニーズがあるケースは、諦めず、気にかけているとメッセージを送り継続的に関わり、虐待の予防や早期発見・支援につなげていく必要があります。

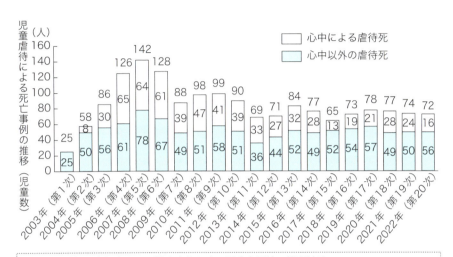

第1次から第20次報告までの児童虐待による死亡事例等の検証結果
【心中以外の虐待死　993例／1,045人】
○0歳児の割合は48.2％。さらに、3歳児以下の割合は76.0％を占めている。
○主たる加害者の割合は、実母が53.2％と最も多い。
○妊娠期・周産期における問題では、予期しない妊娠／計画していない妊娠が27.7％、妊婦健康診査未受診が27.3％と多かった（第3次報告から第20次報告までの累計）。

図5-4　子ども虐待による死亡事例等の検証結果等について（第20次報告）（概要）
（文献1より作成）

4　地域の保健部門の保健師の活動

　保健師は、地区担当制で訪問や面接・電話等での保健・医療・育児に関する個別の相談・支援を実施しています。地域の保健師は、妊娠期面接[※2]、赤ちゃん訪問、乳幼児健診、経過観察健診等事業を実施しており、ポピュレーション・アプ

※2　妊娠期面接：世田谷区ではフィンランドの取り組みを参考に「世田谷版ネウボラ」に取り組み、すべての妊婦等を対象にネウボラ面接（妊娠期・産後面接）を実施。ネウボラとはフィンランド語で「相談・アドバイスの場所」。妊娠期から就学前までの子育て家庭を切れ目なくワンストップで支える支援体制。

第 5 章　医療者にできること

ローチ^{※3}の中で関わりを持つきっかけとなる「カード」をいくつも持っています。また世田谷区では、2024 年 4 月から『こども家庭センター』^{※4} を設置し、保健と福祉両方の視点から総合的に一貫した支援が行われるよう取り組んでいます。予期せぬ妊娠で出産を迷っている特定妊婦には、ケースワーカーが出産する場合とそうでない場合の支援の内容等や見通しを伝え、母の意思決定を支えます。保健師は母の気持ちに寄り添いながら、妊婦健診の受診状況の確認や同行、精神科疾患を持つ妊婦であれば精神科併設の出産病院につなげ、産後の生活を想定し支えます。安心して妊娠期を過ごし、安全に出産し、サポートを受けながら育児ができる体制を一緒に考え支え、虐待を予防し早期発見支援につなげています。

　中板は、「母子保健も人権擁護を大切にしている。子どもの声を聴き、親の声を聴き、『子どもを死なせない』『妊産婦も死なせない』『子どもを傷つけない』『親を殺人者にしない』、生存権の保証や愛着形成支援・親子関係の構築、虐待予防、事故予防をし、人一人の健康と QOL の向上を促す関わり基盤を支えることが重要な役割」と述べています³⁾。児童福祉法の改正により「子どもの声を聴く」、子どもの意見表明等支援事業が始まっています。保健師は、妊娠初期から早期に「母などの養育者の声を聴く」存在でもあります。

5 児童相談所保健師の活動

　2019 年児童福祉法の改正で、児童相談所に医師および保健師それぞれ 1 人以上の配置が規定されました。尊い命が奪われるという犠牲が繰り返されているためです（図 5-4）。世田谷区は、2020 年に区立児童相談所を開設し、保健師は児童福祉司や児童心理司、医師等と協働のもと、保健、医療等に関する専門性を活かし活動しています。主な業務は、①児童の健康および心身の発育・発達に関するアセスメントと保健相談・保健指導、②保護者の心身の健康状態・養育状況から医療面や児童虐待に関するリスクアセスメントを行い、必要な保健、医療、育

※3　ポピュレーション・アプローチ：集団全体に働きかけて健康リスクを低減し、疾病等の予防を図る方法。地域保健では、妊娠期面接や赤ちゃん訪問、乳幼児健診等で子だけではなくアンケート等で家族の健康面や困りごと等総合的に把握し、必要な相談・支援につなげ疾病や虐待を予防に努めている。

※4　こども家庭センター：保健師等が中心となって行う各種相談等（母子・精神等保健機能）を行うとともに、こども家庭支援員等が中心となって行う子ども等に関する相談等（児童福祉機能）を一体的に行う（令和 5 年 8 月 3 日 令和 5 年度保健師中央会議 資料 4 こども家庭センターについて こども家庭庁支援局虐待防止対策課参照）。

118

児面の相談・支援、③保健、医療、福祉の関係機関と連絡調整、④子ども虐待防止、地域支援体制充実のための地域関係機関との連携です。

6 医療機関と連携した事例

※事例は過去の複数の事例を組みあわせた架空事例である。

①母が産後うつで母子心中のリスクが高まったケースへの支援

　新生児と父母3人世帯。母方祖父は他界、祖母とは関係が悪く、父方祖父母は遠方で高齢と頼れず、母はうつ病の既往あり、頑張り過ぎて育児のつらさを父に話せず睡眠不足が続いていました。保健師の赤ちゃん訪問時、母から「泣き止まない子の口を手で塞いでしまった」「死んだら楽になれるかな」との発言がありました。泣き声の幻聴や焦燥感等もあり、保健師はこども家庭センターに報告し養育困難ケースとして受理されました。また児童相談所と連携し、子は乳児院に一時保護委託[※5]となりました。父母へ母の精神科治療の必要性を医療機関と連携し説明し、入院へとつなぎました。母の退院後、病状の安定や子の保育園利用の手続き、面会交流を行い、子が生後6か月で家庭復帰が決定しました。母は子の頬を触りながら、やさしい表情で声をかけたりするようになりました。父からも「あのとき母を休ませてくれたから、ここまで回復できた」との声がありました。地域の保健師が妊娠期面接からうつ病の既往を把握し、産後の精神不安定を予測して支援をしていたこと、出産病院からも母の育児不安やエジンバラ産後うつ病質問票（EPDS）が高いこと等で地域の保健師へ連絡し連携をしていたこと、精神科との連携で虐待の早期発見と予防的支援につながりました。

②精神科薬の大量服薬で救急搬送された児童への支援

　アルコール依存症の父から暴言や暴力を受けて育ち、中学生になり不登校、抑うつ状態、希死念慮から母の精神科薬を大量に服薬し、救急搬送されました。児童は父からの虐待を親族、学校等、誰にも話せず、救急搬送により虐待の事実が明らかになりました。児童相談所での一時保護の方針が決定し、児童精神科につなぎ、児童は再婚した実母に引き取られました。児童相談所保健師は救急医療機関への初期調査、精神科への転院調整し同行受診を行いました。また父に依存

※5　一時保護委託：児童相談所は一時保護した子どもを一時保護所に入所させることになっているが、必要に応じて民間の乳児院や医療機関に委託できる。

症治療を行うため、地域の保健師へつなぎました。地域の保健師は父の心身の健康面の相談支援者となりアセスメントを行い、精神保健事業の依存症相談を経て、依存症専門病院の受診調整や通院同行し、父は入院治療につながりました。救急医師が児童の背景に敏感に気づき児童相談所に通告したことで児童の命が救われ、必要なケアにつなげられたケースです。

7 家庭の状況から見た各機関の役割

図 5-5 は、ケースの現状から見た各機関の役割のピラミッドです。児童相談所保健師は主に、虐待群で一時保護が必要と思われる家族間調整等介入が必要なケースに関わります。こども家庭センターは虐待群、虐待予備群、育児不安群に関わり、地域の保健師は基本的にすべての母子を対象とします。それぞれの群の線引きは明確ではなく、家庭の状況により行き来します。各層に各機関がのりしろを出し支えます。改善していくことが最良ですが、保護者が必要な時に SOS が出せ、支援を受け入れて悪化を防ぎ重症化させないことも重要です。虐待群は児童相談所がすべて担うのではなく、こども家庭センターや地域の保健部門が保護者支援など役割分担で関わっているケースも多くあります。前述の乳児の事例では産後に虐待群となり、支援により育児不安群へと移行しています。

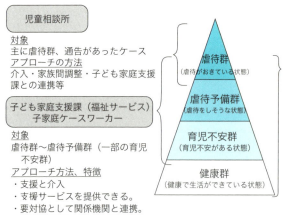

図 5-5　家庭の状況から見た各機関の役割

8 上流・下流の話

川辺を歩いていると、「助けて」という声が聞こえます。誰かがおぼれていたので、急いで私は飛び込み、その人を引きずり上げ、心臓マッサージをして、呼吸確保をして命を取り留めました。ほっとしていると、また助けを呼ぶ声が聞こえるのです。私は、また急いで川に飛び込み、おぼれている人を岸まで引っ張り救急処置を施します。すると、また声が聞こえてくるのです。次々と声が聞こえてくるのです。気が付くと私は常に人を助け疲れ果てているのです。上流で何が起こっているのかも知らずに……。（「下流の限界と社会の連帯の見直し」[4]）

2013 年第 72 回日本公衆衛生学会の基調講演よりハーバード大学のイチローカワチ先生から「予防は、救命処置で命を救うような華々しい結果は見えにくいが、実は傷や労力も経済的負担も少なく済んでいる。最も重要なのは幼少期からの健康教育である」と教えていただきました。児童相談所という下流には上述の愛着の課題を抱えたり、養育者の離婚や養育者の暴言暴力などの逆境体験の適応としての自傷行為で、何とか生き延びてきたりした子どもたちが次々と流れてきます。市販薬の乱用、自殺企図、万引き等の非行、性被害、摂食障害、虐待による外傷等、多くの課題を抱えています。できるだけ早期に支援につなげることの重要性を実感しています。

9 医療機関との連携

「今思えば不自然だった」近隣から顔面に広範囲のあざで通告があった児童の医師の言葉です。虐待の重症度と怪我の重症度は必ずしもイコールではなく、検査で問題ないと医療が終了してしまうことが大半かもしれません。児童相談所の開設時に医療機関を巡回し様々な声がありました。「夜間は非常勤のみ、ソーシャルワーカーもいない、虐待のリスクをキャッチできているのか」「通告で母子を追い詰めてしまわないか」。子どもを救いたいスタッフの思いは共通で、児童相談所の訪問を契機に Child Protection Team（CPT）[6] 設置に動き出した医療機関もありました。子どもや養育者の様子が気になるときは次の受診の予約を入れたり、検査入院させたりする等、医療機関とのつながりを継続し、児童相談所や子ども家庭センターに相談することでその家庭に支援機関がつながるチャンスが

※6　Child Protection Team（CPT）：医療機関により CAPS や SCAN 等様々な呼称がある。医師、看護師ソーシャルワーカー等が中心となって活動する病院内子ども虐待対応組織。

生まれるかもしれません。

10 最後に

　私たちは児童相談所保健師として多くの子どもたちと出会いました。危機的状況に陥り一時保護となる等、児童相談所が関与しても、長期的に見ると子どもたちは地域の生活に戻ります。必要な支援や医療が入っても「アタッチメント形成の困難さ」により安全や安心感のなさ、基本的信頼感の欠如により、自らを危機的状況に追い込んでいく子どももいます。

　「子が生きてきたストーリーを理解し、家族のストーリーを理解する。」子の基本的な「発育・発達」を理解し、「家族全体」を見る視点を持ち、母などの養育者の声を聴き寄り添い、子の声（胎児や乳児であっても）に耳を傾け、家庭に早期に関わることのできるのは保健師です。拒否は「誰も信用できない」「助けて」のサインです。何を聞いても「大丈夫です」の返事から、「子育てがつらい」「子どもと一緒にいたくない」といった思いが話せる、認められる関係性が求められます。人とのつながりを大切に、そして地域の関係機関とつながりを大切に、保健師は「健康」を切り口に丁寧に関わります。保健師は、医療の知識だけでなく、ケースを支える保健福祉制度やサービス等地域社会資源の知識があり、その業務を行っている関係機関につなげる等のコーディネートも行います。

　現在は、こども家庭センターとして保健と福祉の連携体制で迅速に支援を行っており、養育困難や虐待ケースは要保護児童対策地域協議会で情報共有を行い、保健、医療、福祉、学校等の所属や居場所など、多くの関係機関に支えられ、見守られ、何かあればすぐに対応できるよう地域の支援体制を整えることができます。また必要時、児童や保護者の通院日前に、地域で把握した病状や生活状況等を事前に報告し診察に役立てていただく等、医療機関とも連携をしています。医療機関から地域支援の必要な相談窓口として、保健師を活用してください。支援により子どもたちのストーリーは変わります。一緒に子どもと養育者を支えましょう。

【参考文献】

1) こども家庭審議会児童虐待防止対策部会 児童虐待等要保護事例の検証に関する専門委員会．こども虐待による死亡事例等の検証結果等について（第 20 次報告）．2024.
https://www.cfa.go.jp/assets/contents/node/basic_page/field_ref_resources/0ce6ac80-4576-40d3-a394-7efa5c0037fb/cf2f442f/20240925_councils_shingikai_gyakutai_boushi_hogojirei_20-houkoku_21.pdf（2024/12/17 閲覧）

2) 中板育美．令和 4 年度「児童虐待対応保健職員指導者研修」．子どもの虹情報研修センター．

3) 中板育美．令和 5 年度「子ども家庭センターの設置と母子保健活動」．全国保健師長会東京都特別区支部学習会．

4) Mckinlay j. A case for refocusing upstream: The political economy of health. IN: Jaco E (et.) . Patients, Physicians and Illness. Free Press. 1979. pp. 96-120.

5

予防とケアのための一歩を踏み出す

山岡　祐衣

POINT

・虐待予防には「ポピュレーション・アプローチ」「ハイリスク・アプローチ」があり、目的にあわせた予防策の実施を行う必要がある。
・「安全で、安定した、あたたかい関係性と環境（Safe, Stable, Nurturing Relationships；SSNRs）」で育つことは、子どもが生きる上でなくてはならない必需品である。
・養育者とその子どもが抱えるニーズについて理解を深め、地域にどのような支援・サービスがあるかについて把握し、必要な支援やケアにつなげていくことが医療者に求められている。

1 虐待予防とは

　私たちは医療者として、子どもに関わる大人として、もしくは地域に住む大人として、どんなふうに虐待予防に貢献することができるのでしょうか？　そもそも虐待予防には図5-6に示すように、様々な段階の虐待予防が含まれます。最初に虐待が起こらないように予防する「一次予防」、虐待が起きたとしたら早期に発見し介入する「二次予防」、そして虐待による障害の影響が重篤化・長期化するのを予防するための「三次予防」があります[1]。特に一次予防では、対象を絞った「ハイリスク・アプローチ」と、すべての親子を対象とする「ポピュレーション・アプローチ」があり、目的にあわせて対象群を選択しますが、そのアプローチ方法にもそれぞれ利点と欠点があります。

　ハイリスク・アプローチは、ニーズが高いハイリスク群を対象とするため動機づけがしやすく、アウトカムを大きく変化させうる（効果量が大きくなる）という利点がありますが、その変化を起こすための介入のコストが大きいことや、対象に含まれない家族には対応しきれないことが欠点です。

　ポピュレーション・アプローチは、ユニバーサルにすべての人を対象とすることでリスクの分布を低下させる（問題の発生率を下げる）ことができ、より多く

の人が介入の恩恵を受けられる可能性がある一方、認められる変化（介入の効果量）は小さくなることが多く、ニーズを感じていない人も含まれるため動機づけが難しく、さらにハイリスク群には十分に届かない（期待するほどの変化が生まれない）可能性が考えられます[2]。このようにアプローチの特性を踏まえた上で、介入の目的や方法、費用対効果などを検討し、虐待予防の介入策を展開していく必要があります。

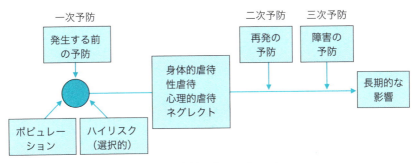

図 5-6　虐待予防のアプローチ

2　子どもの育ちの基盤となる「安全で、安定した、あたたかい関係性と環境」とは

　虐待予防のためには、どのような養育環境が望ましいでしょうか？　そもそも、子どもたちは養育者との関係を通して世界を経験していきます。すべての子どもたちが「安全で、安定した、あたたかい関係性と環境（Safe, Stable, Nurturing Relationships；SSNRs）」で育つことが、健全な脳の構造を発達させるための基盤となります。その結果、子どもの身体的、心理社会的、認知能力の発達を形成し、虐待や逆境体験によって受けるストレスの影響に対する緩衝材となり、最終的には一生涯にわたる健康やウェルビーイングに影響を与える可能性があります。すなわち、虐待のリスクが高い・低いに関わらずポピュレーション・プローチとして、すべての親子にとってSSNRsを構築することが、子どもが生きる上でなくてはならない必需品（Essentials for Children）です[3]。

　SSNRsとは、以下のような養育関係・養育環境のことです（表 5-12）。

第5章　医療者にできること

表5-12　安全で、安定した、あたたかい関係性と環境
（Safe, Stable, Nurturing Relationships ; SSNRs）

安全	Safety	子どもが恐怖から解放され、身体的・心理的危害から守られていること
安定	Stable	社会的・心理的・物理的な環境に一貫性があり、予測可能であること
育てる・はぐくむ	Nurturing	子どもの身体的・心理的・発達上のニーズに気づき、そのニーズを満たすことができる

3　虐待予防のための親子関係性支援とは

　SSNRs の一つとして、養育者との肯定的なペアレンティング（相互交流、サーブ＆リターンのやり取り、応答的に関わること）が挙げられます。肯定的な相互交流は肯定的体験（PCEs）となり保護的な影響を促進していくことにつながりますが、そのために特別なことを行わなくてはいけないというわけではありません。日頃からできる「良い関わり」を増やしていくことがまずは重要です。例えば、本を読み聞かせする・歌を歌う・一緒に外出する・一緒にご飯を食べるなどの肯定的なペアレンティング行動が多ければ多いほど、逆境的な体験（ACEs）があったとしても、発達に保護的な影響があるということが報告されています[4]。つまり ACEs があるからといって、良い関わりの影響が消えてしまうということではなく、肯定的なペアレンティングの保護的な影響は独立して作用します。そのため支援者は、養育者がどんな関わりをしているのか、どんな関わりなら増やせそうかということに焦点をあて、養育者に今できていることを肯定的にフィードバックしたり、ニーズがあればさらにペアレンティング・プログラムなどを使ったりして支援していくことが重要です。

　親子関係の形成・強化をすることで、どんなことが期待されるのでしょうか？ペアレンティング支援では、親子の肯定的関わり合い・子どもの発達特性に基づいた関わり合いなどを講義形式、グループワーク、ロールプレイなど様々な形式で養育者に伝えていくものですが、その支援によって図5-7 に示すような変化が期待できます。どのような関わり方が望ましいのかを知ることで、まず養育者が子どもの様子を観察するようになり、子どものサインに気がつくことができるようになります。適切に子どものサインを受け止めて肯定的に応答できるようになり、その関わり合いが他の家族のモデルにもなります。子どもの発達段階やニー

126

ズにあわせた関わり方をすることで、養育者のストレスは減少し、子どもの身体的・心理的・認知的な発達の促進につながっていきます。このようなペアレンティング支援の重要性は改正児童福祉法でも言及されており、2024年4月より市区町村における子育て支援事業の一つとして『親子関係形成支援事業』が実施されることとなり、地域におけるペアレンティング支援のニーズが高まってきています。

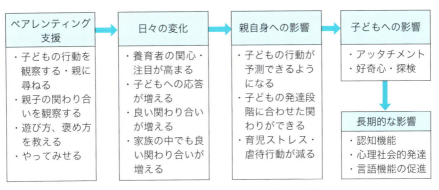

図 5-7　親子関係性支援によって期待される効果

4 虐待予防のための具体的支援策とは

それでは、医療機関や自治体、地域でできる、虐待予防のための具体的方策には、どんなものがあるでしょうか？　例えばポピュレーション・アプローチとして、すべての親子を対象に揺さぶられ症候群の予防や体罰予防の啓発活動（ノーヒット・ゾーン）を進めていくことで、子どもの安全を守っていくことができます。肯定的な子どもとの関わり方を教えるペアレンティング・プログラムには、すべての親子を対象とするポピュレーション・アプローチとして実施するものと、ニーズにあわせて選択的にハイリスク・アプローチとして実施されるものがあり、実施方法もグループ形式、1対1形式、オンライン形式など様々です。米国の California Evidence-Based Clearinghouse for Child Welfare（CEBC）のウェブサイト（https://www.cebc4cw.org/）、英国の What Works for Children's Social Care のウェブサイト（https://whatworks-csc.org.uk/）では、様々なプログラム・研究のエビデンスが、検索しやすく、比較しやすく提示されています。国内においても、どんな種類のプログラムがあるのか、自分の支援対象者にはど

第5章　医療者にできること

のプログラムが適するのかについて知りたいときに、簡単に検索・比較検討ができるようなプラットホームづくりも求められています。以下の表5-13で、様々なプログラムについて紹介します。研究報告は、なるべく国内で実施された研究・実践報告を引用しているため（一部、海外の文献より引用）、詳細を知りたい方は各自でご参照ください。なお、表に記載しきれなかったプログラム（子ども-親心理療法：CPP、親子複合型認知行動療法：CPC-CBT、虐待に至ってしまった養育者を対象としたプログラム：My Tree など）、他にも様々なプログラムが実施されていることも付け加えておきます。

表5-13　エビデンスのあるプログラム・取り組み

ポピュレーション・アプローチ（すべての親子対象に）		
名前	内容	研究報告
赤ちゃんが泣きやまない（動画）	・目的：揺さぶられ症候群・虐待による乳幼児頭部外傷（SBS/AHT）の予防（https://www.cfa.go.jp/policies/jidougyakutai/nakiyamanai） ・個別に情報提供、出産直後の動画視聴を推奨する	・揺さぶりに関する知識の増加[5,6]、適切な行動（立ち去るなど）の増加[7,8] ・AHT による入院の低下[9]
ノーヒットゾーン	・目的：体罰予防・非暴力の啓発（https://plaza.umin.ac.jp/nhz/） ・医療機関などでの「ノーヒットゾーン」ポスター掲示などの啓発活動	・体罰への否定的な態度の増加、身体的暴力を見かけたときの介入に対する肯定的な態度の増加[10]
子どもと大人の絆を深めるプログラム（CARE™）	・目的：子どもとの絆を深め、あたたかい関係性をつくる（https://www.care-japan.org/ ） ・1対1またはグループで実施 ・支援者も養育者も学ぶことができる	・不適切な育児（例：たたく、どなるなど）の軽減、母親のうつ状態の低下[11]
コモンセンスペアレンティング（Common Sense Parenting; CSP）	・目的：良い行動を増やす、問題行動を防ぐ方法を学ぶ（https://www.csp-child.info/program/about-csp.html） ・グループで実施	・育児ストレスの低下、子どもの問題行動の低下[12]

128

前向き子育てプログラム（トリプルP）	・目的：子どもの発達を促し、親子のコミュニケーション、問題行動の対処を学ぶ（http://www.triplep-japan.org/index.html） ・グループで実施、個別プログラム（ハイリスク対象）もあり	・養育者の子育ての態度やメンタルヘルスの改善、子どもの問題行動の減少 [13,14] ・発達障害児への実施 [15]
安心感の輪子育てプログラム（COSP）	・目的：アタッチメントを基盤とした親子関係性支援（http://circleofsecurity.jp/cos.html） ・グループで実施	・子どもに関する育児ストレスの低下、子どもの安定型アタッチメントの増加 [16]
選択的（ニーズがある人）またはハイリスク・アプローチとして		
親子の相互交流療法（Parent Child Interaction Therapy；PCIT）	・対象：問題行動を有する子ども・育児困難に悩む養育者 ・目的：親子の相互交流を深め、その質を高める行動療法（https://pcit-japan.com/?page_id=171） ・スタンダード版は2.5-7歳の子どもと養育者が対象（乳幼児、年長児版もあり） ・個別で実施、親子で参加 ・対面またはオンライン	・子どもの問題行動の低下、親の育児ストレス・うつ症状の低下 [17] ・ASD[18,19]、ADHD[20] のある子どもへの実施 ・インターネットでの実施 [21,22]
トラウマフォーカスト認知行動療法（Trauma-Focused Cognitive Behavioral Therapy；TF-CBT）	・対象：トラウマを体験しトラウマ関連症状に苦しむ子どもと養育者 ・目的：トラウマ症状に関する心理教育・コーピングスキルの習得、養育者のペアレンティングスキルの向上（https://www.j-hits.org/document/child/page4.html） ・親と子それぞれを対象とした個別セッションと合同セッション	・トラウマを受けた子どものPTSD症状やうつ症状の低下 [23]

| 家族のための代替案としての認知行動療法（Alternatives for Families：A Cognitive-Behavioral Therapy；AF-CBT） | ・対象：しつけや体罰、身体的虐待のリスクを抱えた家族
・目的：親子関係の改善、身体的虐待のリスクを減らす
（https://afcbt-japan.org/afcbt.html）
・5-17歳の子どもと養育者が対象
・個別で実施
・親と子それぞれを対象とした個別セッションと合同セッション | ・虐待行動の減少、養育者のストレスの低下、子どもの問題行動の低下 [24] |
| セーフケア（SafeCare®） | ・対象：子どもとの関わり方がわからない養育者や、室内の安全が保てない家庭など
・目的：虐待ネグレクト予防、肯定的な関わり方を増やす、安全な室内環境をつくる
（https://www.safecarejp.com/）
・未就学児がいる養育者が対象
・家庭訪問型のペアトレプログラム（セラピーではない） | ・虐待再通告の低下 [25]、養育者のうつ症状の軽快 [26]、室内ハザードの減少 [27]
・コーチングによる訪問員の離職率の低下 [28] |

5 まとめ

　SSNRs を促進することは子どもたちが適応的で逆境に対処できるようにするための基礎的なレジリエンススキルを構築する主要な手段となります。虐待やネグレクト、ACEs、有害なストレス（トキシック・ストレス）などを予防・緩和・治療するだけでなく、他者との「関係性の健康（Relational health：SSNRs を発展させ維持する能力）」の促進や修復を進めていく [29] ことが、公衆衛生的アプローチとして非常に重要です。虐待ネグレクトの発生・悪化・再発を予防していくために、日頃からできる良い関わりを増やし、保護的要因や肯定的体験（PCEs）を増やしていくことが必要です。そのために、支援する養育者とその子どもが抱えるニーズについて理解を深め、上述の紹介したプログラムだけでなく、地域で実践されている様々な支援・サービスについて把握し、必要な支援やケアにつなげていくことが医療者に求められています。

【参考文献】

1) Macmillan HL, Wathen CN, Barlow J, et al. Interventions to prevent child maltreatment and associated impairment. Lancet. 2009; 373: 250-266.

2) Fazel M, Soneson E. Current evidence and opportunities in child and adolescent public mental health: a research review. J Child Psychol Psychiatry. 2023; 64: 1699-1719.

3) Centers for Disease Control and Prevention. Essentials for Childhood: Steps to create safe, stable, nurturing relationships and environments for all children. 2013. https://www.cdc.gov/violenceprevention/pdf/essentials-for-childhood-framework508.pdf （2024/10/9 閲覧）

4) Yamaoka Y, Bard DE. Positive Parenting Matters in the Face of Early Adversity. Am J Prev Med. 2019; 56: 530-539.

5) 伊角彩，藤原武男，三瓶舞紀子．揺さぶられ症候群の予防のための泣きに関する教育的動画の視聴効果：乳児期の子どもをもつ親を対象とした介入研究．日本公衆衛生雑誌．2019; 66: 702-711.

6) 三瓶舞紀子，藤原武男，伊角彩．妊娠期における乳幼児揺さぶられ症候群の教育的動画視聴による知識向上効果の検証．日本公衆衛生雑誌．2021 ; 68: 393-404.

7) Fujiwara T. Effectiveness of public health practices against shaken baby syndrome/abusive head trauma in Japan. Public Health. 2015; 5: 475-482.

8) Fujiwara T, Yamada F, Okuyama M, et al. Effectiveness of educational materials designed to change knowledge and behavior about crying and shaken baby syndrome: a replication of a randomized controlled trial in Japan. Child Abuse Negl. 2012; 36: 613-620.

9) Barr R, Barr M, Rajabali F, et al. Eight-year outcome of implementation of abusive head trauma prevention. Child Abuse Negl. 2018; 84: 106-114.

10) Gershoff ET, Font SA, Taylor CA, et al. A Short-Term Evaluation of a Hospital No Hit Zone Policy to Increase Bystander Intervention in Cases of Parent-to-Child Violence. Child Youth Serv Rev. 2018; 94: 155-162.

11) 木村一絵，石垣和子，加茂登志子 , 他．2-6 歳の幼児の問題行動が減少することを希望した母親に対する地域保健における子育てプログラム Child-Adult Relationship Enhancement （CARE）の効果―ランダム化比較試験―．石川看護雑誌 . 2022; 19: 65-76.

12) Griffith A. The use of a behavioral parent training program for parents of adolescents. Journal of At-Risk Issues. 2010; 15: 1-8.

13) Matsumoto Y, Sofronoff K, Sanders MR. Investigation of the effectiveness and social validity of the Triple P Positive Parenting Program in Japanese society. J Fam Psychol. 2010; 24: 87-91.

14) 石津博子，益子まり，藤生道子．前向き子育てプログラム（Positive Parenting Program; Triple P）による介入効果の検証．小児保健研究 . 2008; 67: 487-495.

15) 西嶋真理子，柴珠実，齋藤希望，他．発達障害児の親を対象に行った前向き子育てプログラム（Positive Parenting Program; トリプル P）の効果と地域での導入の検討―ステッピングストーンズ・トリプル P（Stepping Stones Triple P）実施前後比較より―．日本地域看護学会誌 . 2018; 21: 40-49.

16) Kitagawa M, Iwamoto S, Umemura T, et al. Attachment-based intervention improves Japanese parent-child relationship quality: A pilot study. Curr Psychol. 2022; 41: 8568-8578.

17) 細川亜希，新澤伸子．日本における親子相互交流療法（Parent-Child Interaction Therapy: PCIT）の効果に関する文献展望．武庫川女子大学発達臨床心理学研究所紀要 . 2024; 25: 23-31.

18) Furukawa K, Eyberg SM. Child-directed interaction training for mothers of children with

autism spectrum disorder: Use of a visual handout. Adv Neurodev Disord. 2019; 3: 287-296.

19) Furukawa K, Okuno H, Mohri I, et al. Effectiveness of child-directed interaction training for young Japanese children with autism spectrum disorders. Child & Family Behavior Therapy. 2018; 40: 166-186.

20) Hosogane N, Kodaira M, Kihara N, et al. Parent–child interaction therapy (PCIT) for young children with attention-deficit hyperactivity disorder (ADHD) in Japan. Ann Gen Psychiatry. 2018; 17: 1-7.

21) Kawasaki M, Kamo T. Internet-delivered parent-child interaction therapy (I-PCIT) in Japan: case report of application to a maltreating parent-child dyad. Arch Clin Med Case Rep. 2020; 4: 1218-1233.

22) 川崎雅子，坂寄里紗，加茂登志子．コロナ禍における子育て支援—インターネット親子相互交流療法（Internet-delivered Parent-Child Interaction Therapy: I-PCIT）—．子どものこころと脳の発達．2021; 12: 71-78.

23) Kameoka S, Tanaka E, Yamamoto S, et al. Effectiveness of trauma-focused cognitive behavioral therapy for Japanese children and adolescents in community settings: a multisite randomized controlled trial. Eur J Psychotraumatol. 2020; 11: 1767987.

24) Kolko DJ. Individual Cognitive Behavioral Treatment and Family Therapy for Physically Abused Children and their Offending Parents: A Comparison of Clinical Outcomes. Child Maltreat. 1996; 1: 322-342.

25) Balachova T, Bonner B, Chaffin M, et al. Women's alcohol consumption and risk for alcohol-exposed pregnancies in Russia. Addiction. 2012; 107: 109-117.

26) Silovsky J, Bard D, Owora AH, et al. Risk and Protective Factors Associated with Adverse Childhood Experiences in Vulnerable Families: Results of a Randomized Clinical Trial of SafeCare®. Child Maltreat. 2023; 2: 384-395.

27) Slemaker A, Espeleta HC, Heidari Z, et al. Childhood Injury Prevention: Predictors of Home Hazards in Latino Families Enrolled in SafeCare®. J Pediatr Psychol. 2017; 42: 738-747.

28) Aarons GA, Sommerfeld DH, Hecht DB, et al. The impact of evidence-based practice implementation and fidelity monitoring on staff turnover: evidence for a protective effect. J Consult Clin Psychol. 2009; 77: 270-280.

29) Garner A, Yogman M. Preventing Childhood Toxic Stress: Partnering With Families and Communities to Promote Relational Health. Pediatrics. 2021; 148: e2021052582.

第6章

子どもの声からはじめる

　ここまで、読者の皆さんと一緒に、子ども虐待やネグレクトの定義から統計、アセスメントや地域連携に至るまで、子どもの権利とウェルビーイングの視点から包括的に眺めてきました。どのような立場で子どもに関わる場合でも、最も大切なことは「子どもの声から始める」ことです。

　子どもの権利の柱でもある、子どもをエンパワーし、その声を聴き、子ども自身に還元することで、子どもたちが自分の人生や社会に影響を与えている存在であると実感できる世界をつくれると信じています。

　本章では、特に医療や子ども虐待の視点からとらえた子どものアドボカシーについて、そして様々な現場からの声を共有します。

1

子どもアドボカシーと医療

余谷　暢之

> **POINT**
> ・「子どものこえ」をすくい上げるには、子どもがこえを上げやすい環境をつくることが重要。
> ・すくい上げた子どものこえをステークホルダーと共有することで社会のこえにすることができる。

1 はじめに

　「医師の仕事は何ですか？」このように問いかけられると、皆さんどのように答えますか？　多くの方は「病気を治すこと」と答えるのではないでしょうか。それは決して間違っていません。しかし医師の役割は多岐にわたっています。

　図 6-1[1)]をご覧ください。ここには子どもの育ちを支える様々な人が記載されています。その中で医師は子どもに直接関わる職種として、保護者・養育者の次に位置づけられています。つまり医師は、子どもに近い位置で子どもの育ちを支える役割があるのです。これは他の医療者も同様です。子どものそばにいる医療者には子どもの育ちを支える役割があります。

　では、どのようにして子どもの育ちを支えることができるのでしょうか？もちろん上述したように、子どもの病気を治すことや子どものケアをすること、これも大切な子どもの育ちを支えることになります。しかし、子どものこえを直接聞くことができる医療者には、子どもたちが抱える様々な課題に気づくことができます。その課題を社会と共有することで、子どもたちの育ちの環境を整えることができます。これが、まさに医療者ができるアドボカシー活動です。しかし、我が国において医療者がアドボカシー活動を行うための基盤は未整備で、体系立った取り組みにつながっていないのが実情です。米国では小児科医がアドボカシー活動を行うことはとても一般的で、小児科医は子どもの病気の専門家だけでなく、子どもの健康課題の専門家として活躍しています。我が国でも、小児科医が小児

医療・保健に関わる専門職と一緒になって子どものこえをすくい上げ社会の声にしていくことで、子どものこえを実際の医療・保健に反映する仕組みの構築につながる可能性があります。

ここでは、子どもアドボカシーと医療というテーマで、どのようにしたらアドボカシー活動が実践できるのかについて、①子どものこえを聴くこと、②すくい上げた声を社会につなげることの2つの視点から、アドボカシー活動について考えてみたいと思います。

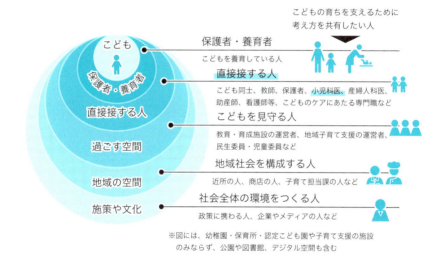

図 6-1　子どもの育ちを支える人々
（文献1より引用）

2　子どものこえを聴くこと

「子どものこえを聴いていますか？」　この問いに対して多くの方は、子どものこえを聴いていると答えられるかもしれません。それでは、その声は本当に子どものこえなのかについて考えたことがあるでしょうか？

医療という枠組みの中で聞かれる子どものこえは特殊な声であることを、私たちは知っておく必要があります。例えば、入院という環境を考えてみてください。入院している子どもたちにとって、日々の生活は非日常の連続です。入院生活は、検査や処置、治療などを予定どおりに進めていくために多くの制限があります。また関わるスタッフは、必ず用事を持ってやってきます。例えば医師は診察や処

置のために、看護師は内服介助やケア、バイタルサインの測定のために、薬剤師は服薬指導のためにといったように、入院していると子どものところにやってくる人は用事を持った人ばかりです。このようなことは、通常の生活の中ではまずない状況です。こういった特殊な環境の中に子どもたちがいるということを、改めて考えておく必要があります。そしてその中で子どもたちは、自己コントロール感を持てない状況が続いていきます。こういった自己コントロール感のなさは、子どもたちの自由な生活を奪うことになります。その中で出てくる子どもたちのこえは、本当のこえとはいえないかもしれません。

　だからこそ医療者はできるだけ、子ども達に自己コントロール感を失わせないような関わりをこころがけることが重要になります。図 6-2・図 6-3 を見てください。子どもが医師から診察を受けている場面を示しています。では、図 6-2と図 6-3 の違いは何でしょうか？

　図 6-2 の子どもは養育者が服をまくし上げて診察を受けているのに対して、図 6-3 の子どもは自分で服をまくし上げて診察を受けています。自分で服を持ってまくし上げていれば、子どもが「診察を受けたくない」と感じた場合、自分で服を下ろして診察を拒否することができます。大人が良かれと思って服を持つことで、子どもの自己コントロール感を奪うことになっているかもしれません。このように、ちょっと工夫をすることで、子どもたちのペースを保ちながら診療を行うことができるのです。こうやって子どもが主導権を持って関わることができる環境をつくること、子どもが安心して過ごせる環境をつくることが、子どもたちがこえを上げやすい環境をつくることにつながります。

　このような視点を持つために、私たちはどうしたらよいのでしょうか？　一つのヒントは、子どもの視点を意識することにあると思います。例えば診察において、聴診器を子どもの胸に当てる場面を想像してみてください。診察する医師が医師の目の前から子どもの胸に聴診器を持っていくと、子どもの視点では自分の目の前から聴診器が迫ってくるという印象を持つかもしれません。医師が膝の上に聴診器を置いて、そこからゆっくり子どもの胸の方に聴診器を持ち上げる形で診察を行うと、子どもの視界に聴診器が入らず怖さが少なくなるかもしれません。このように、子どもの視点で見たときに子どもがどのように感じているかを考えて関わることで、診察という緊張感の高い場面において、子どものストレスを少しでも減らすことにつながる可能性があります。

1 子どもアドボカシーと医療

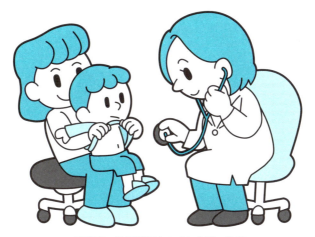

図 6-2　母親が服をまくし上げて診察

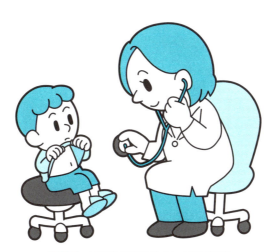

図 6-3　子どもが服をまくし上げて診察

　子ども目線でとらえることは、子どもの視点から社会がどのように映っているのかを想像することにつながります。例えば、子どもが普段遊ぶ遊び場や入院中の子どもが過ごす病院のベッド、処置室など、普段子どもが過ごす場所を子どもの視線の高さでとらえてみてください。大人の視線ではわからない問題が浮き彫りになることがあるでしょう。このように子どものこえを聴くためには、単純に子どもの話を聞くだけでなく、自分の価値観や視点を横において、子どもの立場で子どもの視点で想像してみることが大切です。特に自分で声を上げられない子

どもたちにとっては、そばにいる専門家が同じ視点で子どもの課題をとらえることが重要になります。なお、この文章の中で「こえ」としているのは、いわゆる声だけでなく子どもから発するメッセージすべてをすくい上げる必要があるからです。

　虐待を受けた可能性がある（あるいはそのリスクとなる因子とともに暮らす）子どもに出会ったときも子どもの視点を意識することが大切になります。医療者は子どもを「評価」することに慣れています。医療において評価（アセスメント）は重要ですが、時にアセスメントの視点は子どもが身構えることにつながり、本当の子どものこえを上げにくくしてしまう可能性があります。無意識に持っている評価の視点を横において子どものこえに耳を傾けること、虐待を受けた可能性がある子どもの対応においてはそれがより大切になります。

　私は普段、子どもの専門病院で緩和ケアの医師として働いています。その中で、多くのつらさを抱える子どもたちに出会います。中には、新生児集中治療室（NICU）の保育器の中にいる新生児や、集中治療室で気管内挿管をされて集中治療を受けている子どももいます。そういった子どもたちのつらさをすくい上げるためには、子どもの発する様々なメッセージをすくい上げることが重要になります。単に声だけでなく、声なき「こえ」をいかにすくい上げるか、そこには子どもの視点でとらえることが大切です。

　あるNICUで出会った子どもとのお話です（これまで出会った複数のケースを組みあわせた架空の症例です）。彼女は治療を行う中で、心不全が進行し、残された時間が限られている可能性がある状況でした。きっと苦痛があるだろうとのことで、私たち緩和ケアチームに依頼がありました。画像検査や血液検査の情報からは彼女の心不全はかなり進行しており、心不全に伴う呼吸苦や倦怠感があるだろうと想像される状況でした。しかし新生児である彼女は、その苦痛を言葉で表現することはできません。そこでNICUの看護スタッフや両親と、彼女がつらさをどのように表現しているのか一緒に考えようと提案し、検討をしました。その中で、眉間にしわを寄せることで苦痛を訴えているのではないかと考えました。確かに、彼女は時折苦しそうに眉間にしわを寄せることがありました。病状や状況からは心不全に伴う呼吸苦の表出ではないかと考えて、症状緩和策として塩酸モルヒネ散を眉間にしわを寄せる様子があるときに使ってみました。すると、彼女は眉間にしわを寄せることなく、穏やかに過ごすことができるようになりま

した。それを指標に苦痛緩和を行うことで、最期まで彼女は穏やかに過ごすことができました。子どもたちの表現は声だけではありません。子どもの視点で、子どもから発するメッセージをとらえることの重要性を、このケースからも学ぶことができます。

　このように子どものこえをすくい上げることは、子どもを主語に関わることだと思っています。それが子どもアドボカシーの大切な第一歩です。医療の中で医療者と子どもの関係は、ともすると主従関係になる危険性があります。医療以外の場面でも、大人は子どもを無意識にコントロールしようとしてしまう危険性があります。いつもそういった危険性があることを認識して関わることが重要です。

3　すくい上げた声を社会につなげること

　子どもを主語にとらえ、子どもの視点ですくい上げた子どものこえ・課題を社会と共有し、子どもたちの育ちを支えるためには、どのようにすればよいのでしょうか？　こういったアドボカシー活動には3つのレベルがあるとされています。個人レベルのアドボカシー（individual advocacy）、社会レベルのアドボカシー（community advocacy）、国家レベルのアドボカシー（legislative advocacy）です。

　例えば、1型糖尿病を抱える子どもの課題を例に考えてみます。1型糖尿病とは、インスリンを分泌する膵臓のβ細胞が壊れ、高血糖状態になる病気で、運動不足や過食などの生活習慣によって起こる2型とは性質が異なります。β細胞が壊れインスリンが分泌されないと、血液中のブドウ糖が使われなくなり、その結果として常に血糖値が高い状態になってしまうため、継続的にインスリンを補充する治療が必要となります。1型糖尿病と診断された子どもにとって、糖尿病を抱えて生活をしていくことには様々な課題があります。この課題を支えるためにできることを、3つのレベルのアドボカシー活動で考えてみたいと思います。

　まずは個人レベルのアドボカシー活動の例として、1型糖尿病を抱えて生活する子どもに代わって学校や社会サービス機関に連絡し、病気について説明を行い、連携を取っていくことがあります。子どものこえを丁寧にすくい上げて、悩みごとや困りごとを子どもと一緒に考える中で、必要なステークホルダーと連携をして対応していきます。

　また、糖尿病は食べすぎで不摂生なせいでなるとか、自己管理ができていない人がなる病気であるなど、十分に理解されないままいわれのない非難を受けるこ

とがあります。こういった課題を解決するためには、地域の方々にきちんと糖尿病についての理解していただく必要があります。子どもたちが社会参加しやすい環境をつくるために、1型糖尿病の市民公開講座を学校や居住地域で開き、啓発活動を行うことがそれを助ける活動になる可能性があります。これが地域レベルのアドボカシー活動の一例です。専門職がコミュニティと協働して、子どもの健康に影響を与える環境的・社会的要因を取り扱う活動を指します。

糖尿病の治療薬であるインスリンは、海外において価格が高騰している課題があります。米国などでは、医師がインスリンの価格高騰に伴い患者の自己負担が増える問題に対して、価格の適正化のために署名活動を行ったり、議会で証言を行ったりする活動を行ったりしています。これは国家レベルのアドボカシーの一例です。

特に、地域レベルのアドボカシーや国家レベルのアドボカシー活動を実践するためには、医療の枠を超えて様々なステークホルダーとつながり実践していく必要があります。多くの人がつながって活動することで、問題に対する社会的な気運を高めることができます。また自分が一人ではないと思えることで、活動者自身もより広い範囲での解決を目指して積極的に主張することができるようになります。こういったことが結果的に意思決定者に訴える強い力となり、課題解決につながる可能性が高まります。

社会の子どもの健康課題に専門家として関わるためは、そのための準備も重要です。健康課題は時に正論になりやすい課題ですが、解決するためにはその課題を多くの人が課題であると認識してもらうことが重要です。そして意思決定者とその課題を共有するためには、意思決定できる人の視点を知ることが大切になります。図6-4のように視点の違いを意識して、どのようにメッセージを届ければよいかを考えます。そしてそのための準備として、今、社会の中で子どもがどのように位置づけられ、とらえられているかを知る必要があります。自分が関わろうとしている市町村（都道府県）で、子どもがどの地域に何人いるか、子どものための社会資源がどこにあるのかを把握したり、市町村における子ども計画に何が取り上げられているかを見てみたりするなど、社会の状況を整理した上で、自分の課題を当てはめて伝えることが大切になります。地域の重点課題と、自分の課題が重なっていれば解決につながる可能性が高くなります。もしそうでなければ、どのようにアプローチできるかを考える必要があります。

私は課題・問題をどのように定義するか	彼らは課題・問題をどのように定義するか
私は事実をどのように見ているのか	彼らは事実をどのように見ているのか

彼らの立場になって考えてみると、彼らにとって最も重要な関心事は何か

私たちのニーズや関心事を解決し、彼らの最も重要なニーズや関心事を満たすために、私はどのような行動を取ることができるか？

図 6-4　視点の違いを意識する

4　終わりに

　全国の小児科医の数は 17,000 人ほどとされています。子どもに関わる医師は小児科医だけでなく耳鼻科医、内科医など多岐にわたり、他の専門職もあわせると多くの医療者がいます。アドボカシーの視点を持った医師や医療者が増えることで、子どもの健康課題を子ども目線でとらえる力が高まります。すくい上げた課題に対して、小児医療・保健に関わる専門職が手を取り合って地域とともに解決策を検討したり、子どもの健康にかかる政策を立案したりするための体制がつくれれば、子どものこえを実際の医療や保健行政に反映させることができます。そのスタートは、いかに子どものこえをすくい上げられるかなのだと思います。そのためには、子どもを主語に考えることが重要になります。子どものそばにいる医師や医療者は、その子どものものがたりを知っています。ものがたりは、社会を変える大きな力になります。ものがたりから課題を明確にし、社会と共有することでアドボカシーを実践できます。

　米国では、米国小児科学会が小児科医を支援する体制が整っています。その中で専門家としての体系立ったアドボカシー活動が実践されています。2022 年より日本小児科学会と米国小児科学会が協働して、アドボカシー活動の基盤をつくるためのワーキンググループが立ち上がりました（JPS-AAP こどもアドボカシー・ワーキンググループ）。これを基軸として、子どものこえを真ん中に、小児医療・保健に関わる専門職が協働し社会とともに子どもの健康課題を考えていく基盤が構築されることを願っています。

【参考文献】

1)「就学前のこどもの育ちに係る基本的な指針」に関する有識者懇談会.「就学前のこどもの育ちに係る基本的な指針」に関する有識者懇談会 報告～基本的な指針（仮称）の策定に向けた論点整理～. 2023.
https://www.cas.go.jp/jp/seisaku/kodomo_sodachi_yushiki/pdf/houkoku.pdf（2024/10/11 閲覧）

2

子どもの声を聴くとは
～子どもアドボカシーとは何か

栄留　里美

POINT

・虐待死事件の反省から、児童福祉制度は子どもの意見聴取の義務化やアドボケイト配置の努力義務化など、新たな制度が始まっている。
・子どもアドボカシーは、子どもの声が支援や政策などに反映されるよう働きかけること、さらに子どもの声を重視しない子ども観を変えていく概念としてとらえている。
・子どもの最善の利益・子ども差別を問い直し、子どもの声を聴くとは何か改めて考える。

1　子どもの意見表明等支援とアドボカシー

　2019 年に亡くなった栗原心愛さんの虐待死事件では、学校が実施したアンケートに子ども本人が家庭内虐待を訴え、助けを求めたにも関わらず、学校側は虐待加害者である父親にアンケートを開示しました。その後、一時保護所で性的虐待を訴えても家に帰されてしまい、父親に殺害されました。その他、児童相談所に保護してほしいと訴えても保護されずに自死した子ども、児童養護施設への一時保護委託中に養育者と会えないことを苦に自死した子どももいます。子どもの訴えが十全に考慮されていたか、子どもにとって利用しやすい苦情申立の仕組みになっているかが問われています。

　厚生労働省の子どもの権利擁護ワーキンググループ（2021）が実施され、そのとりまとめ[1]に基づき、2022 年に子どもの意見表明権や権利擁護に関して児童福祉法が改正されました。改正児童福祉法では、2024 年 4 月から児童相談所や児童福祉施設における意見聴取の義務化（意見聴取等措置）と意見表明等支援員（アドボケイト）を配置するなどの「意見表明等支援事業」、児童福祉審議会といった不服を申し立てる機関を含む「こどもの権利擁護に係る環境整備」が始まりました。

①アドボカシーの概念

「アドボカシー」の語源は英語の「advocacy」とはラテン語の「voco」に由来しています。「voco」とは、英語で「to call」のことであり、「声を上げる」という意味です。つまり、アドボカシーとは権利を侵害されている当事者のために、当事者とともに「主張（唱道、弁護、支持）する」ことです（図6-5）[2]。

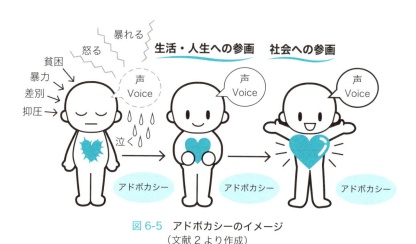

図6-5　アドボカシーのイメージ
（文献２より作成）

川で溺れている人を例に考えてみます。溺れて声を出せない人を見たら、助けが必要と察知して周囲に救助を求めるでしょう。声を上げるということは、皆さんが普段からしていることです。一人のためのアドボカシーを「ケースアドボカシー」といいます。例えば、なぜ人が溺れるのか調査をしたり、原因がわかったら政治家にロビーイングをしたりすることもあります。これらの行動もアドボカシーで、「システム（システミック）アドボカシー／コーズアドボカシー」といいます。菊池[3]によれば、カナダのトロント州アドボカシー事務所はアドボカシーの層構造として、個別のアドボカシーとシステミックアドボカシーに加え、「コミュニティデベロップメントアドボカシー」や子どもが亡くなった後の調査を含む「検証・調査」を挙げています。

子どもアドボカシーの定義も多義的です。ここでは、イングランド政府の定義[4]を掲載します。

> 　アドボカシーとは、子どものために声を上げることである。アドボカシーとは子どもをエンパワーすることである。そのことによって子どもの権利が尊重され、子どもの意見と願いがいつでも聞いてもらえるようにするのである。アドボカシーとは子どもの意見、願い、ニーズを意思決定者に対して代弁することである。そして彼らが組織を運営するのを助ける。

　すなわち、子どものために「声を上げる」こと、子どもを「エンパワーすること」という2つの行動によって「子どもの権利が尊重され、子どもの意見と願いがいつでも聴いてもらえるようにする」のです。子どもの権利・声は、無視されやすい状況にあります。大人だけで決定するのではなく、子どもに耳を傾け、子どもの思いを反映させる「アドボカシー」役割が求められます。

②乳幼児や障害がある子どものアドボカシー[5,6]

　本来アドボカシーとは、当事者本人の指示のもとに行われます。そして、最大限の努力を払っても本人の意思表出が困難な場合には、「最善の利益」(best interest) ではなく「意思と選好の最善の解釈」(best interpretation of will and preference) に基づいて、アドボカシーを行うことが求められます（国連・障害者権利委員会一般的意見第1号）。このようなアドボカシーを、英国では「非指示的アドボカシー」と呼称しています。

　ここでは非指示的アドボカシーとして、観察アプローチと人間アプローチ、人権アプローチを挙げます。「観察アプローチ」は子どもがどんな表情・態度のときに嫌なのか喜ぶのか、観察を続けます。体が丸まったときは嫌なサイン、笑ったときは逆に不安なときなど、他の支援者と記録をつけながら共有すると、本人の気持ちがより見えてきます。

　「人間アプローチ」では、好きなもの・嫌いなものを理解し、そこから子どもの願いを把握します。好きなものがはっきりわかっている場合、例えば大きな音で音楽を聴くのが好きな子どもがいたとします。乳児院から里親家庭に措置変更される場合、そのことに反対しない里親に移行する必要があります。好きなものがはっきりわからない子どもが里親委託される場合には、一般家庭の1歳児がどんな楽しみを持って暮らしているか想像します。

　「人権アプローチ」としては、子どもの権利条約に規定された子どもの権利を拠り所にアドボカシーを行います。親を知る権利、国籍を持つ権利、プライバシーを守られる権利など乳幼児が大切にされるべき権利があります。幼児の部屋

に入るときにノックをし「入っていい？」と聞く、おむつを替えるタイミングについても尋ねる、返事がなかったとしても意見表明権はまず尋ねることから始まる、「私は今日帰るけど、別の職員の○○さんが△△ちゃんいっしょにいるからね。明日は来るからまた遊ぼうね」としっかり説明します。一つの選択肢だけではなく「○と△どっちがいい？」と選択肢を出すことや、絵カードを選んでもらうなど、その子どもの合った意見表明の方法を創意工夫する必要があります。

③アドボケイトの種類

アドボカシーをする人を「advocate」といいます。日本語では、これを「アドボケイト」や「アドボキット」「アドボケット」と表記しています。筆者は、本来すべての人がアドボケイトで、子どもの声を支える存在になる必要があると考えます。このような意味で、ウェールズ政府は「アドボカシージグソー」という考え方を提唱しています（図 6-6）[7]。医療者などの専門職が行う「フォーマルアドボカシー」、養育者や近所の人たちが行う「インフォーマルアドボカシー」、友達や同じ背景を持つピアが行う「ピアアドボカシー」があります。

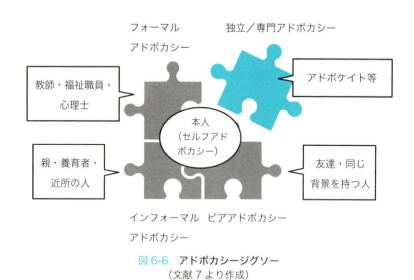

図 6-6 **アドボカシージグソー**
（文献 7 より作成）

もちろん子ども自身も声を上げる主体であるため、「セルフアドボカシー」を中心に位置付けて、筆者らはこの図に付け足しました。本人が一番のアドボカシーの主体であるという意味です。

2 子どもの声が聴かれない背景

　本来、このパズルのように、本人の声を中心に周囲の人たちが十分に聴いてくれることが望ましいと考えます。しかし声を上げても誰も聴いてくれないとき、「あなたのせい」だとか「わがまま」だとか「黙ってなさい」とかいわれたらどうでしょうか。とりわけ子どもだから、女性だからと、年齢やジェンダーだけでなく「和」を重んじる日本では、黙っておくことが美徳とされることも少なくないと思います。では、根本的な原因をもっと見ていきましょう（図6-7）[1]。

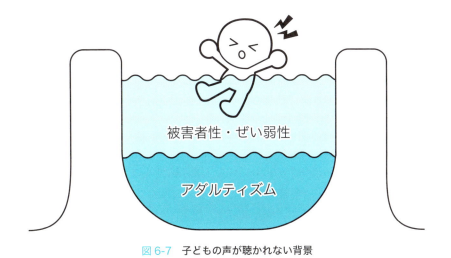

図6-7　子どもの声が聴かれない背景
（文献１より作成）

①アダルティズム

　まず、社会に根付いた「アダルティズム」（子ども差別）思想です。Sazamaらが「抑圧」について以下のようにまとめています[8]。

> 　子どもは社会によって組織的に虐待され、軽蔑されている。そうした抑圧を直接的に行うのは大人である。子どもへの抑圧の土台は軽蔑である。抑圧の具体的な現れは、組織的な無力化、声や敬意の否定（「時間がないから、今はだめ」）、身体的虐待、情報を与えないこと（「心配しないで、あなたにはわかないことだから」）、誤った情報を与えること、力の否定、経済的依存状態、権利の欠如（親は勝手に子どもの銀行口座からお金を引き出すことができる）、高い期待の欠如、以上のもののあらゆる組み合わせである。

このような子ども差別・抑圧は、誰しもが経験したことがあるのではないでしょうか。虐待自体がアダルティズムの最たるものです。虐待とまではいかなくても、日常的に「子どものくせに」「子どもだまし」のような言葉が使われています。現状では、子どもを低く見るアダルティズムが普通になっていて、子どもの声を尊重する社会になっているとはいえません。

加えて「成長途中」だからということで発達や能力を強調し、話を聴く機会を設けないこと、また虐待を受けた子どもなどは特にその「被害者性」に焦点[9]があてられるために、本人のために周りが良い選択を与えてあげようというスタンスになりがちです。そして、障害のある子どもも同様の傾向があります。発達障害がある子どもに対して「特性」があるから、この子はこうしてあげた方がいいと専門家が判断して子どもの意見を聴かないまま、特別な配慮をすることを当たり前としていないか問い直すことが必要です。

②「最善の利益」と子どもの声について考える

福祉や医療の専門職がよく語る「最善の利益」と子どもの声について考えます。これは、国連子どもの権利条約においても一般原則の一つであり、重要な原則です。「最善の利益」こそ、多義的で大人の都合で変えられる概念です。最善の利益は誰がどのように決めるか、文化的意味、短期的、長期的な最善、主観的、客観的等の論点[10]があります。しかも最終的に最善の利益の意味を定義づけるのは「常に大人」[11]です。専門職はこの「最善の利益」自体を「達成目標」にし、「何か効果的でやりがいがあることをしているという自己の正当化に陥らせる」[10]ということが指摘されます（図 6-8）[1]。

国連子どもの権利委員会は、子どもの意見表明権が保障されなければ最善の利益の正しい適用はあり得ないとしており、意思決定への子どもたちの関与を求めています[12]。そして委員会は最善の利益概念が「都合のいいように使われる余地が残る場合もある」として注意を促しています。

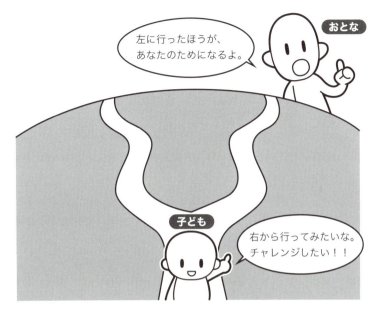

図6-8 最善の利益と子どもの意見
（文献1より作成）

3 独立/専門アドボカシーとは

①独立性

　アドボカシージグソーにもあったように、基本的には既存の仕組みにある専門職や周囲の大人が、子どもの声を聴き応答することが重要です。しかし、子ども自身が聴いてもらえないと感じたとき、あるいは既存の組織に苦情があるときは、どうしたら良いでしょうか。上述したアドボカシージグソーの考え方は、独立したアドボケイトを誰しもが利用できるようにすべきというものです。独立/専門アドボカシーとは、アドボカシージグソーの右上に、他のピースとは離れて存在しています。簡単にいえば、「マイク」のような存在だといわれています。子どもの声をそのまま受け止め、声が届くように大きくする存在です。

　独立/専門アドボカシーは、日本ではなじみがない役割ですが、カナダや英国では、専門職など既存の機関に対する苦情を申し立てるとき、意見を表明する際に、既存機関からは「独立」したアドボケイトが制度化されています。

　例えば、英国の子どもアドボカシーサービスは、施設で生活する子どもへの虐待事件が契機となり、2002年よりすべての自治体に設置されています。苦情解

第6章　子どもの声からはじめる

決や子どもの支援方法を決める会議の場などで、子どもの側に立って、子どもの意見表明の支援を行います。現在の日本では、子どもが自身のケース会議に参加することは珍しいのですが、欧米ではケース会議（ファミリーグループカンファレンス等）に子どもが参加します。近年では子ども自身が支援の再評価会議の議長を務めている例もあります[13]。

　子どもが参加する場合、専門用語がわからない、子どもがいるが大人のペースで進んでいくということを防ぐ目的で、アドボケイトが配置されています。

　子どもアドボケイトは、すべての人の語れる能力を推定せず気持ちを聴くために様々な方法を用いて時間を割いています[14]。本人が思っていること、「早く家に帰りたい」という気持ち、「お父さんはどうしているのか知りたい」という疑問、「もとの学校に通いたい」という希望など、子どもが言いたいことを絵や人形や様々なツールを用いて表明をサポートします[15]。

　2024年から日本でも、アドボケイトに類似した意見表明等支援事業が始まりました。児童相談所設置自治体の8割が導入するとのことで、子どもの意見表明権の保障に実質的につながることが期待されているところです。

4　「子ども抜きに子どものことを決めないで」を医療の世界にも

　アドボカシーは、子どもが語れないとみなす人や社会を根本的に変えること、それが最終目的です[16]。障害者運動のスローガンとなってきた「私たちのことを私たち抜きに決めないで」という言葉のように、子どもの分野でも「子どもたちのことを子どもたち抜きに決めないで」という社会運動です。

　図6-9[1] のように、専門職を含め皆がその視点で今の仕組みを見直すことです。例えば、子どもに関わる人の職員採用面接・ケース会議・計画立案・担当職員を決めるとき・ルールを決めるときなど、子どもが排除されている仕組みがたくさんあると気づくことでしょう。

　医療者を含め専門職は従前の仕組みに疑問を持ち、子どもとともに社会を変える重要な役割を持っています。

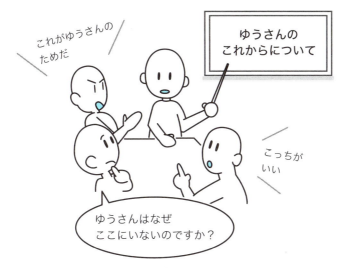

図 6-9　当事者不在を疑問に思うことから
（文献 1 より作成）

【参考文献】

1) 厚生労働省．子どもの権利擁護に関するワーキングチーム とりまとめ．2021．
https://www.mhlw.go.jp/content/11907000/000785665.pdf（2024/10/11 閲覧）
2) 栄留里美．アドボカシーとは何か—環状島の地形を変える．栄留里美，他（著）．子どもアドボカシーと当事者参画のモヤモヤとこれから—子どもの「声」を大切にする社会ってどんなこと？—．明石書店．2021. pp.63-91.
3) 菊池幸工．オンタリオ州子どもとユースアドボカシー事務所が追求したアドボカシーの実践原理．畑千鶴乃，他（著）．子どもアドボカシー—つながり・声・リソースをつくるインケアユースの物語—．明石書店．2023. pp.217-229.
4) Department of Health. National Standards for the Provision of Children's Advocacy Services. DoH Publications. 2002.（堀正嗣．子どもアドボカシーサービス提供のための全国基準．堀正嗣，他（著）．子どもソーシャルワークとアドボカシー実践．明石書店．2009. pp.65-192.
5) CRC. General comment No. 7(2005) Implementing child rights in early childhood. 2005.（平野裕二（訳）．子どもの権利委員会一般的意見 7 号　乳幼児期における子どもの権利の実施．2006.
http://childrights.world.coocan.jp/crccommittee/generalcomment/genecom7.htm
（2024/10/11 閲覧））
6) CRC. General comment No. 9 (2006) The rights of children with disabilities. 2006.（平野祐二（訳）．子どもの権利委員会・一般的意見 9 号　障害のある子どもの権利．2006.）
http://childrights.world.coocan.jp/crccommittee/generalcomment/genecom9.htm
7) Welsh Assembly Government. A Guide to the Model for Delivering Advocacy Services for Children and Young People. 2009.
https://dera.ioe.ac.uk/id/eprint/10887/（2024/10/11 閲覧）
8) Sazama J, Young KS. Get the Word Out!. Youth on Board. 2001.

9) Barford R, Wattam C. Children's Participation in Decision Making. Practice. 1991; 5: 93-102.

10) Mnookin RH, Szwed E. The 'best interests' syndrome as the Allocation of Power in Child Care. IN: Geach H, Szwed E（eds.）Providing Civil Justice for the Child. Hodder Arnold H&S. pp.7-20.

11) DominelliL. Feminist Social Work Theory and Practice. Palgrave. 2002.（須藤八千代（訳）. フェミニストソーシャルワークフェミニストソーシャルワーク―福祉国家・グローバリゼーション・脱専門職主義―. 明石書店. 2015.）

12) CRC. General comment No. 14（2013）on the right of the child to have his or her best interests taken as a primary consideration（art. 3, para. 1）. 2013.（平野祐二（訳）. 子どもの権利委員会・一般的意見14号　自己の最善の利益を第一次的に考慮される子どもの権利. 2013.
https://w.atwiki.jp/childrights/pages/236.html（2024/10/11 閲覧））

13) Diaz C. Decision Making in Child and Family Social Work: Perspectives on Children's Participation. Policy Press. 2020.

14) CRC. General comment No. 12（2009）The right of the child to be heard.2009.（平野祐二（訳）. 子どもの権利委員会・一般的意見12号　意見を聴かれる子どもの権利. 2009.
https://w.atwiki.jp/childrights/pages/22.html（2024/10/11 閲覧））

15) 栄留里美. 社会的養護児童のアドボカシ―意見表明権の保障を目指して―. 明石書店. 2015.

16) Melton GB. Children, Politics and Morality: The ethics of child advocacy. J Clin Child Psychol. 1987; 16: 357-367.

3

現場の声から

1 妊娠葛藤をつながる機会に

中島　かおり

> 「殺されてもいいと思ってる」彼女はいう。「名前も知らない人と会って、ホテルで殺されちゃうかもしれないんだよ」私がそういったときのことだ。知らない人と密室のホテルに行くことが怖くなかったのかという問いに、いよさんの答えはいつも、「死にたいけど死ねないから、誰かに殺してほしいと思うの」。SNSで出会った男性と会うことは彼女にとって自傷行為の一つであり、リストカットやOD（オーバードーズ）の延長線上にそれがあることを彼女は教えてくれた。「妊娠してもいいと思っていたの？」「それは思ってない。どうしようって思って。妊娠したときはもう本当に死ぬしかないって思った。でも……」「でも？」「これで1人で死ななくてすむって思ったんだよね」[1]

これは『にんしんSOS東京』[※1]につながった15歳の言葉です。

医療や福祉、教育の現場で子どもたちの側にいる皆さんにはこの言葉がどんなふうに聞こえるでしょうか？　15歳の妊娠と聞いて何を考えますか？

産むか産まないか。産まないのであれば、中絶できる時期なのかそうでないのか。産むのであれば、誰が育てるのか。相手は誰なのか。保護者や周りの大人はこのことを知っているのか。妊娠をどうするかなど、中絶や妊娠・出産、子育ての課題に注目するかもしれません。また性虐待や性暴力、人身売買などの犯罪が、

※1　筆者が所属する認定NPO法人ピッコラーレは「にんしん」をきっかけに誰もが孤立することなく、自由に幸せに生きていくことができる社会の実現を目指しています。児童虐待死で最も多いのが生まれたその日に亡くなる命。そのほとんどが母子手帳未交付、妊婦健康診査未受診、たったひとりきりで病院以外の場所で出産をしているという報告があります。私たちは妊娠にまつわるすべての「困った」「どうしよう」に寄り添うというミッションを掲げて、妊娠葛藤相談窓口「にんしんSOS東京」で365日相談を受け付けており、必要なサポートにつなぐための同行や面談もしています。

妊娠の背景にある可能性を考えるかもしれません。あるいは、今この瞬間に怖い思いをせず、安全な場所にいるだろうか、日常の衣食住が安心して得られているか、学校に通うことができているかなど、生活の心配をするかもしれません。そして、「1人で死ななくてすむって思ったんだよね」という言葉に、孤独と絶望の深さを想像する人もいるでしょう。

このように、妊娠にまつわる課題の所在を、子どもである本人の選択や家族など周囲の人との関係、そして妊娠した経緯や生育環境に限定してしまうのは、図らずも子ども本人の自己責任に帰着させてしまうことにつながりかねません。

15歳が妊娠に至る過程には、子どもの4つの権利の侵害と4つの原則からの逸脱が起きていることは明白です（第1章／4頁参照）。15歳の妊娠とは子どものウェルビーイングが損なわれた状態にほかならないのです。

「にんしんSOS東京」には2023年度だけで3,000人を超える方からの相談が寄せられました。そのうち10代からの相談は、約40%を占めています。その内容は本人が妊娠している状況であるものだけでなく、むしろその多くが「生理が遅れている」「避妊に失敗をした」などの妊娠不安についての相談です。このような相談に際し窓口で感じているのは、多くの子どもたちが性についての知識やスキルを持ちあわせていないままで性行為に至っているということです。日本の性交同意年齢は、2023年にようやく16歳に引き上げられるまで、先進国の中で最も低い13歳とされていました。しかし中学1年生の保健体育科の学習指導要領には、性に関する指導に関して「妊娠や出産が可能となるような成熟が始まるという観点から、受精・妊娠を取り扱うものとし、妊娠の経過は取り扱わないものとする」とされ、13歳までに性交についての教育を行わないといった矛盾があり、子どもの権利やウェルビーイングに関わる重大な課題がここにあります。

国内でも様々な調査により、若年者の妊娠における困難な状況の中で大きな比重を占めるのは「性と生殖の健康と権利（セクシュアルリプロダクティブヘルスアンドライツ、Sexual Reproductive Health and Rights；SRHR）」についての理解促進不足であることが明らかにされています[2]。

2019年に国連子どもの権利委員会が日本政府の報告書を審査した後に公表した第4回・第5回目の総括所見でも、緊急の措置がとられなければならない分野の一つとしてリプロダクティブヘルスが指摘されています。委員会は、思春期の子どものリプロダクティブヘルスについて包括的政策をとり、早期妊娠および性感染症の防止に特に焦点を当て、リプロダクティブヘルスに関する教育を学校の必修カリキュラムとするよう、日本政府に要請をしています[3]。

世界には基本的人権と科学的根拠に基づく、一人一人のウェルビーイングを目指した『国際セクシュアリティ教育ガイダンス』があります。10代の妊娠に批判的な声の中には「10代で性行為をすることが悪い」というものがありますが、10代の妊娠の責任は子どもにあるのではなく、社会が子どもの年齢発達に応じた教育を繰り返し継続的に学ぶ機会を用意していないこと、そして子どものそばにいる大人である私たちがその重要性に気づいておらず未だ最重要課題と認識できていないことにあるのではないでしょうか。

　妊娠葛藤白書[4]によると、妊娠葛藤の背景は複雑であり、様々な要因がまるで蜘蛛の巣のように絡み合って「妊娠葛藤」を強化していますが、その中でも最も大きな課題は、その妊娠をどうするのか「自分で決めることが難しい」ということが挙げられています。

　「自分の身体のことは自分で決める」という考えはSRHRの中心にある概念ですが、そもそも子どもたちの成長発達の様々な場面で周りにいる大人たちから「自分で決めていく権利の行使主体」として扱われる経験を重ねなければ、「自分の身体のことを自分で決める」ことは容易くありません。自分で決めることを許されない支配の中で育ち、限られた選択肢しか持たないままだったのだとしたら、命について厳しい選択をする場面で「死ぬしかない」といよさんのように思い詰めてしまうことは、不思議なことではないでしょう。

　ピッコラーレが運営する若年妊婦のための居場所『ぴさら』では、「自分の意見を表明できる」「自分で決定する」という体験を生活の中で支えたいと考えています。何を飲むか、何が食べたいか、滞在中に使うシャンプーに至るまで、暮らしの中にある小さな意思決定を尊重し、「あなたが決めていい」ということを伝え続けます。施設としてのルールを設けず、居場所を利用する子どもと一緒にここでの過ごし方を話し合い、必要であれば本人が守れるルールを一緒に相談して決めます。これは自己決定は自己責任とされることもある社会の中で、自らの選択の結果うまくいかなければ誰かに相談して、改めて選び直していいと思ってほしいからです。

　「みんないつも『どうしたい？』って聞いてくれたよね。今は自分で自分に『どうしたい？』って聞けるようになったよ。」これは『ぴさら』を半年ほど利用したある女の子の言葉です[5]。「自分の頭の中に自分の味方がいるみたい」「自分で自分を励ますことができるようになった」という彼女の言葉に、子どものウェルビーイングを支える大人として希望を感じ、日々勇気づけられています。

【参考文献】

1) 中島かおり. 漂流女子. 朝日新聞出版. 2017, pp.76-77.

2) 公益財団法人日本財団 性と妊娠にまつわる有識者会議. 包括的性教育の推進に関する提言書. 2022.
https://www.nippon-foundation.or.jp/app/uploads/2022/08/new_pr_20220812_01.pdf
（2024/10/16 閲覧）

3) 特定非営利活動法人ピッコラーレ. 妊娠葛藤白書 にんしん SOS 東京の現場から 2015-2019. 2021.

4) 日本弁護士連合会子どもの権利委員会. パンフレット 国連から見た日本の子どもの権利状況. 2020.
https://www.nichibenren.or.jp/library/pdf/jfba_info/publication/pamphlet/kodomo_pam04-05.pdf（2024/10/16 閲覧）

5) 特定非営利活動法人ピッコラーレ. 若年妊婦のための居場所ぴさら～3 年間のあゆみ～. 2023.

2 養育者のエンパワメント

辻　由起子

　私は18歳で結婚、19歳で娘を出産し、23歳でシングルマザーになりました。元夫は働かずに暴力をふるう人だったので、DV、児童虐待、貧困問題の元当事者です。その経験を生かして、子ども・家庭・若者支援をしていますが、虐待をするつもりで子どもを産んだ人や、貧困になりたくて大人になった人に、今まで一度も出会ったことがありません。皆さん、幸せになるつもりで頑張っています。しかし、人生の歯車は些細なことで狂い始めます。問題が小さいうちに誰かとつながり、支えてもらうことができたら解決は早いのですが、孤立してしまうと問題はすぐに大きくなり、本人の努力だけでは解決できない状況にすぐに陥ります。困難に陥る経験は誰にだってあるので、本人の弱さの問題というよりは、支える周りのサポート力の弱さが虐待や貧困を社会に生んでいます。

　私は社会福祉士なので、児童虐待に関してアセスメントを行うときは福祉の視点を大切にしています。児童虐待は、養育者の抱えた困難を解消しないと解決しません。そこで私が最初に確認するのは、「生理的欲求が満たされているかどうか？」です。簡単に表現すると「衣食住」です。毎日温かい食事をお腹いっぱい食べることができているか？　ぐっすりと眠れているか？　健康を保てているか？　どれか一つでも欠けていたら、人としての土台を積み上げることができません。経済的な貧困はこころの貧困に直結しやすいので、衣食住と健康の土台がしっかりしていないと、こころの不安から生活困難を招きやすいです。固定費で一番高いのは家賃ですが、住む場所が不安定だと生活すべてがゆらぎます。住所があるから契約書類を書くことができるので、福祉や仕事につながります。住所が不安定になる要因の一つにDVがあります。児童虐待で一番多いのは「心理的虐待」なのですが、その中でも毎年件数が増えているのが、「面前DV」です。子どもの目の前でパートナー間の暴言・暴力を見せることです。DV防止なしに、児童虐待防止を語ることはできません。仮に子どもが一時保護をされて養育者が児童相談所に呼び出されたとしても、一人の養育者にしか会えていないとしたら問題の本質は見えてきません。子どもは一人で生まれてこないので、ジェノグラムなしに「今」の困難を紐解くことはできません（図6-10）。根本解決のためにも、世代を遡ったジェノグラムが必要です。不適切な養育をしている養育者から対症療法で子どもを引き離したとしても、養育者自身も子ども時代に児童虐待を受け

ていて、過去のトラウマに大人になっても苦しんでいる……、そんな悲しいケースに出会うこともあります。

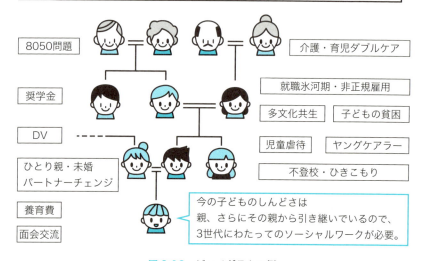

図 6-10　ジェノグラムの例
ジェノグラムは、家族関係を理解するために作成される世代関係図、家族関係図。

　学校では家事・育児・家計のやりくりなどを教えてくれないので、自分の衣食住すらままならない状態で子どもが生まれると、養育者と子どもの共倒れになる恐れがあります。やり方がわからないから、子育てや家事に悩むのは当たり前です。身近な地域社会に関わっていないと学ぶ機会すらありません。

　2020年4月に施行された改正児童虐待防止法、改正児童福祉法では、親権者などによる体罰の禁止が明確化されました。「しつけのために体罰が必要」という誤った子育て観による虐待が後を絶たなかったからです。「しつけ」という名のもとに暴力を容認することは間違っています。人権侵害です。「体罰等によらない子育て」を学んでいないと、感情的になったときについ手が出てしまいます。アンガーマネジメントなど、感情の抑え方を学ぶ必要もあります。

　毎年、国が発表する『こども虐待による死亡事例等の検証結果等について』によると、加害の動機（背景）は「保護を怠ったことによる死亡」「泣きやまない

ことにいらだったため」「しつけのつもり」が、毎年上位に挙がります。養育者が子どもの発達段階について学ぶことも、児童虐待防止の大切な視点です。

　ではイメージしやすいように、共有許可をいただいたケースに個人情報の加工をしたものを例に、説明をさせていただきます。20代の母と30代の父、子どもは2歳と5歳の家庭です。父は建設業の日雇いバイトで多い月は20万円を越えますが、毎日仕事があるわけではなく生活は常にギリギリです。夫婦どちらも幼少期に暴力を受けて育ったため、家庭内での暴言・暴力が常態化していました。「悪いことをしたら殴る」しつけのために子どもに暴力をふるっていました。子どもには発達段階があります。子どもが「良い・悪い」を理論立てて理解できる年齢ではなかったため、養育者と子どもと一緒に過ごしながら、まずは子育ての適切なやり方を見て・学んでもらいました。「暴力をふるってはダメ」と養育者に指導をするのは簡単ですが、「実際にどうすればいいか？」、自分でやってみないとわからないので、家庭訪問を繰り返し、子育てのやり方を学んでもらいました。ある日、「煮物をつくってみたい」といわれたので、一緒に買い物に行きました。買い物に行ってわかったのが、料理をするのに何を買ったらいいかもわかっていなかったことです。夫婦とも子ども時代に養育者と一緒に買い物に行った経験がなかったので、煮物をつくるのに人参を何本買えばいいのか、厚揚げと油揚げは何が違うのか、調味料は何が必要なのか……など、自炊の入り口にすら立てていないことがわかりました。父は結婚前から借金があったのでカードをつくれず、手元にある現金しか使えません。子どもに必要なオムツや服を揃えるだけで精一杯だったため、まとまった食材や調味料を揃える余裕がなく、安いレトルト食材に頼る毎日でした。社会から「ネグレクト」と判断される状態でした。日雇いバイトのため、怪我や病気で仕事を休むと、家賃や光熱費の支払いがあっという間に滞ります。支払いの優先順位がわからなくなり督促状が溜まっていました。精神的にも追いつめられていきましたが、そこを助けるはずの行政とつながっていませんでした。日本の福祉は申請主義のため自分で制度に辿り着く必要があります。この家庭は国民健康保険の支払いが滞っていたため、役所へ相談するのを諦めていました。非課税世帯（計算方法が複雑ですが、1人年収100万円程度）なら申請はスムーズですが、この家庭はギリギリ非課税世帯ではなかったため、保険料の軽減・減免申請を自分でする必要がありました。夫婦ともそこまでの知識がなかったため、他の福祉サービスにもつながっていませんでした。「虐待通報」から見えていたのは、「子どもが季節にあわない服を着ている」「ご飯をまともに食べさせてもらっていない」「家から怒鳴り声が聞こえる」「子どもが殴られてい

るようだ」でした。しかし家庭に入って見えたことは、養育者の育児困難、生活困窮と、養育者と子どもともに「大好き」という感情でした。養育方法と表現方法は間違っていましたが。

これからの時代に必要なのは「防止」ではなく「エンパワメント」です。親子で生きる力、暮らす力、困難から立ち直る力など、人が本来持って生まれた命の力を思い出し、やり方を学んでもらって、強化していく活動です。社会で起きている問題はすべて、社会の一員である自分につながっている問題です。一人一人がほんの少しでいいから目の前の人に優しくなって、「自分が同じ立場ならどうしてほしい？」を行動基準にして、優しさの連鎖をつくってほしいです。誰かを責めても何の解決にもなりません。

法律や制度は人を守るためにありますが、こころを伴わないと使いこなすことができません。人の命やその先に続く人生を守るためにも、こころを使って運用してほしいです。専門分野によって役割が違うので、医療と福祉で連携を取りながら一緒に未来を守っていきたいので、どうぞよろしくお願いします。私も頑張ります。

3 言葉にならない「助けて」と共にあること

希咲　未來

　私は最近、改めて「ウェルビーイング」と調べてみました。ネットでの答えは「Well（よい）」と「Being（状態）」が組み合わさった言葉で、「よく在る」「よく居る」状態、心身ともに満たされた状態を表す概念です。元々は「健康的な・幸せな」を意味する、16世紀のイタリア語「benessere（ベネッセレ）」が始源でした。

　私は普段、歌舞伎町など、夜の街にいる子どもや若年女性に声をかける「アウトリーチ」という活動をしています。アウトリーチとは、「支援が必要であるにも関わらず届いていない人に対し声かけなどを行い、福祉が積極的に働きかけて情報・支援を届けるプロセスのこと」です。そのため、街中のティッシュ配りとは違い、誰にでも声をかけるのではなく、一人一人の服装や歩き方、瞳の色、雰囲気などで、「どの配布物となら相談先を伝えられるか？」を瞬時に考え、声をかけ、配布物を渡しています。もちろん、無視されることもあります。夜の街で、同じくらいの時間に、同じ人が何度も声をかけることによって、「この人は安全」だと自然と伝わり、顔見知りになり、会話ができるようになることも少なくありません。

　そして、なぜ「配布物」と声かけを同じにする必要があるかというと、いきなり見知らぬ人から突然声をかけられ、「相談を受けています」といわれても、いわれた人は「困っている人と見られている」と感じてしまい、壁をつくってしまいます。そうなってしまうと、つながれなくなってしまうのです。だから、必要な人には届きません。そもそも子どもや若年女性からすると、「相談」という言葉はハードルが高いのです。「困っている」といえない、その状況が「当たり前」ではないと知らないのです。

　そのため、相談というハードルを越えるために必要なのが配布物になるのです。

　ここまで配布物といってきましたが、どんなものかというと、相談カードとちょっとした物が入った個包装の物です。スタッフがつながった子どもや若年女性とともに考えた相談カードと、ちょっとした物を一つ一つ詰めて、渡しています。ちょっとした物とは、例えばハンドクリームやシャンプーセット、ホットアイマスクなど、季節にあわせた子どもや若年女性に必要な物です。その物のほと

んどは、企業や寄付者の方々から届いたものです。新品な物、選べることが大切だと思っています。

　そんなアウトリーチ活動を通じて、夜の街という雑踏に紛れてしまいそうな「一人」と出会い、つながり、本人が望んだときには適切な社会資源へとつなげています。

　また、一人一人にタイミングがあります。配布物を受け取らない人、「うざい」と若年女性にいわれることもあります。しかし、その「うざい」という言葉の裏側を知りたいと、私は思ってしまうのです。私は、「あなたを助けることはできないけれど、あなたと一緒に考えることはできるかもしれない」、そんな思いで活動をしています。

　そして、「ウェルビーイング」という言葉の意味をインターネットで見ながら、私はとある出来事を思い出しました。アウトリーチ活動で出会った18歳の少年と交わした会話です。

　私が「こんばんは」と声をかけ配布物を渡すと、彼は私にいいました

　彼：「あー、こういうのか。ここには困ってる奴、いないよ。」
　私：「困っていると思って来てないよ。話したくて声をかけたんだよ。」

　そう私が答えると、彼は不思議そうな表情を見せました。私が「また来ても良い？」と聞くと、彼は「いいよ」といい、友だちの輪の中へ戻っていきました。私は「またね」と見送りました。

　あるときは、子どもたち（10代の若年女性たち）と路上に座り、通り過ぎる大人たちから浴びせられる冷ややかな視線を感じながら話をしています。皆で話している隣に座り、子どもから「最近さ、親がこんなんでさ」「そういえば、おぢ（買春者）にこんなこと（暴力）された」といった感じで、何か支援をするわけではありません。ただ、私は目の前にいる子どもを否定する言葉は使わず、「その続きはあるの？」「そのおぢ（買春者）やばいね」と、傾聴をしています。子どもたちの「想い」を受け止めることを一番大切にしています。

　さて、「困っている」とは何なのでしょうか？　18歳の少年の言葉から私が感じ取った想いは「ここに来る大人たちはどうせ、自分たちのことを困っている存

在だと思って、かわいそうだと思って来ているんでしょ」でした。

　本当の想いはわかりません。だけど、彼が私の返答に不思議そうな表情をしたのは、そんな想いがあったのかもしれないと思っています。

　子どもが「おぢ（買春者）にこんなこと（暴力）された」といっても、イコールで「警察に行きたい」わけではありません。行けない「理由」があるのです。理由とは、子どもが夜の街にいるというだけで、非行と見なされます。そして、日本には買春者を処罰できる法律がありません。ですが、性を売らざる得ない女性に対しては罰則があるのです。そのため、買春者はそれを逆手に取り、子どもや若年女性はその現場で何があったとしても、泣き寝入りせざるを得ないのです。そう「警察に行かない」というより、「行けない」のです。本当は警察に相談してほしいなと思うこともありますが、無理には連れて行きません。子どもからしたら、私は「オトナ」です。そんな私に話をしてくれているのです。それだけで大きなことだと思います。いつか「助けて」といったときに、きちんと制度が使え、守られる社会でなければならないと思います。

　話は戻りますが、そんな彼や子どもや若者、若年女性と話している周りの光景には、路上にアルコール度数の高いお酒の空き缶や空き瓶が転がっています。薬の残骸が落ちています。ピアスがたくさん開いている男の子、首にピアスを開けている女の子、生傷のまま、手当をしてないリストカットの跡がたくさんある女の子がいます。そして、話を聴かせてくれた目の前にいる彼や若年女性には瞳の光がありませんでした。

　この光景は、社会からしたら「悪い」「困った子」なのかもしれません。ですが、私は出会った子どもや若年女性に対して、「悪い」「困った子」とは１ミリも思っていません。思ったことがありません。そして、私は自分のことを「支援者」だとは思っていません。時々、メディアでは私のことを「支援者」として紹介することもありますが、自分から名乗ったことは、活動を始めてから一度もありません。そういったカテゴライズではなく、「ともにいる安全な人」「顔見知りのお姉さん」で在りたいと思っています。この日本社会の「子どもや若年女性／大人や社会」にある「分断」といえるような透明な分厚い壁をともに、少しずつ打ち破っていくことができたらいいなと思っています。何より一番大切なこと、それは、私も一人一人の子どもや若年女性と出会い、つながること、その日々で生かされているのです。

　皆、一人一人、それぞれの本当の願いや想いを持っていて、言葉にならないモ

ヤモヤがあることを、色々なカタチで表現してくれているのだと思います。

　かつての私もそうでした。私は 2000 年生まれです。いわゆる「若者」である私がなぜ現場で活動しているのかと疑問に思う方もいらっしゃるかもしれません。実は、私も子ども時代、養育者からのすべての虐待や、学校でのいじめ、支援者からの性暴力被害に遭い、様々な生きづらさを抱えて 14 歳の頃から夜の街を彷徨いました。なぜ「夜の街」にたどり着いてしまったのか？　今、振り返ると、そのとき、自分の置かれた状況を説明できる言葉を持っていませんでした。誰も私の言葉を信じてくれませんでした。私なりの「助けて」という表現方法はリストカットや OD（薬の大量服薬）、家出でした。だけど、そんな想いとは裏腹に、中学生のある日、養育者が「娘が狂った」と精神科に私を連れて行きました。病院の先生は養育者のいうことを信じ、私の話を私の許可なく、養育者にすべて話していました。私には大量の薬を処方され、それがあいませんでした。だから起きられませんでした。しかし養育者は、「学校へ行け」と叩き起こしました。教職員が迎えに来て、だるい身体を引きずりながら学校へ行く日も多くありました。あるとき家出し、朝、学校に行くために家に帰ると、「帰ってこい」という言葉とは裏腹に、玄関の鍵は開いていません。鍵を持っていない私は自分で 110 番をし、警察に来てもらい、家に帰る日もありました。18 歳になり、頼れる大人もお金もなかった私は、また夜の街、性的搾取カルテルへと取り込まれました。そんな私が今は、「人との出会い」で「当たり前」の生活を送っています。これは「運が良かった」のではなくて、子どもや若者、若年女性がこの「当たり前」を選べるようになってほしいと願っています。虐待や性暴力被害を受けたとしても死ぬことではなくて、「生きていても良いことある」と思える社会になってほしいです。これは私一人がどんなに強く思ってもできません。本書を手にしたあなたは仲間です。現場で聞いた目の前の当事者の表現の裏側にある本当の想いを知ろうとしてほしいです。それが、今でなくても、いつか関わった子どもの生きる力になる日が来るかもしれません。

　今、目の前にいる人を「否定」しないでください。そこから「生きる」ことの第一歩につながるのです。

第**7**章

「病気の子どもの診断と治療」から
「すべての子どもの尊厳とウェル
ビーイング」を目指す医療へ

山口　有紗

　これまでの医療はもしかしたら、何らかの主訴を持って病院を訪れる「患者」を対象に、そこに何らかの病名や診断名があることを前提として、原因を探り、特定し、取り除き、治療するということで成り立ってきたのかもしれません。そこでの「治療」の目標は、主訴である症状を、医療的な手段を持って、よくする・なくすこと、つまり「ネガティブなものとその原因を見つけて、治す」ということです。少なくとも私は医師になる過程でそのようなトレーニングを受けてきました。

　しかし、複雑化する現代の社会では、疾病の構造と、その発症や予後に関わる因子は変化・多様化しています。日本小児科学会は『将来の小児科医への提言2018（2016 年版改訂）』[1] の中で「衛生状態の改善や医療技術の開発・発展等によって，20 世紀から現在にかけて子どもたちの死亡率が著しく減少した．これからの私たちは，疾病治療から成長を支える医師へとなり，診療を受けた子どもたちが家庭，地域に戻り，そこで大人になっていくことを医療面から支援する必要もある」「私たちは，視野を，病院から生活の場である地域（コミュニティ）へ，医療から健康・生活へと，コミュニティで生活する『すべての子どもたち』へ広げ，実際に病院の外へ出ていく必要がある．そのために，小児科医が『コミュニティ小児医療』を学術分野として位置づけ，子どもたちのアドボカシー（代弁者，権利擁護者，政策提言者）となって，これまで以上に子どもたちの健やかな成育を意識し，支援することを提言する」と明言しています。

　WHO による健康の定義は、皆さんにも馴染みのあるものではないでしょうか。つまり、健康は「病気でないとか、弱っていないということではなく、肉体的にも、精神的にも、そして社会的にも、すべてが満たされた状態」であるとされていて、こうした状態を享受することは、すべての人の権利である [2]、ということです。まさに本書でも繰り返し述べてきた、すべての子どもの権利に基づいたウェルビーイングの保障こそ、医療が元来目指していることなのです。

　子どもの虐待とネグレクトに関与することは、まさに、こうした健康の全体像を立体的にとらえ、行動を起こすことそのものかもしれません。つまり、子ども

の虐待とネグレクトに関わる、エコロジカルモデルの中の様々な要因にアプローチをすること。そのときだけではなく、過去のヒストリーと、何十年後もの未来に、科学的にかつひとりの人間として想いを寄せること。起きてしまった出来事を癒すだけではなく、様々なレベルでの予防活動をすること。さらに、古典的な医療的処方だけではなく、社会的な処方によって子どもと周囲を応援すること。こうした様々なアプローチを組み合わせて、包括的にその人のウェルビーイングに伴走しようとすることこそ、虐待やネグレクトに限らず、今後の医療に求められていくことなのではないかと思います。

【参考文献】

1) 日本小児科学会. 将来の小児科医への提言 2018（2016 年版改訂）.
   https://www.jpeds.or.jp/modules/guidelines/index.php?content_id=103（2024/12/10 閲覧）
2) World Health Organization. Constitution. 2024.
   https://www.who.int/about/governance/constitution（2024/10/10 閲覧）

おわりに

　本書では、子どもの権利とウェルビーイングの視点から、子どもの虐待とネグレクトについて、またそれに対して医療的な立場から（あるいはそれを超えて）できることについて考えてきました。

　第1章では、子どものウェルビーイングを形づくるもの、子どもの権利の文脈から眺める虐待やネグレクトの定義について、基本的な部分を読者の皆さんと共有しました。その上で、虐待の疫学やエビデンスに基づいた政策、現在行われている政策とその変遷についても学びました。

　第2章では、医療関係者は子どもの虐待に関わる様々な保護因子、リスク因子、アタッチメントや神経発達の特徴に関わることが、実はとても多いことに触れました。また、子ども時代の体験が将来にわたってその人の心身社会的な健康に影響を与えることを学び、間接的に虐待などの逆境的な体験に関わる可能性、さらには子ども時代のポジティブな体験という、逆境をバッファするような体験や関係性を支えることに、私たちができることの可能性を模索しました。

　第3章では、実際に医療現場で子どもの虐待やネグレクトが疑われた際に、どのようにアセスメントやケアを行うのか、虐待の通告の後にはどのようなことが起こるのかについて概観しています。

　続く第4章では、すべての人にトラウマがあるかもしれないというメガネで子どもや周囲、そして自分自身を眺めることにより、トラウマとその影響に気がつき、知恵をもとに行動し、2次的な傷つきを（自分たちも含めて）予防することを学びました。実は医療現場で行われることが子どもにとっての逆境的な体験になるかもしれないということについても共有しています。

　第5章では、具体的に医療者にできることとして、小児科学会の虐待対応の手引きを紐解き、院内チームや多職種の連携について学びました。どのように虐待の診療を学び仲間を増やすか、また、地域での保健師の役割の具体的な様子、さらに予防のためにできることについてもまとめました。

　第6章では、子どもたちは被害者である前に、尊厳ある主体的な存在であるという前提にたちかえり、虐待や医療の有無にかかわらず、子どもたちの声を聴くことについて学びました。現場からは、妊娠葛藤の相談、養育者の伴走、居場所

のない若者への寄り添いなどを行っている方々から、声を届けていただきました。どの文章にも、いわゆる当事者と支援者とか、支援被支援を超えて、人としてのつながりがいかに癒しとなるかという視点が共通していたように思います。

　精神科の治療の一つである家族療法の考え方の中に、「Identified Patient」というものがあります。子どもがこころの不調を表したとき、それはその子どもが周囲のエコシステムを代表して、色々なものの代わりに不調をきたしているため、そのシステム全体をケアすることが必要である、という概念です。虐待や様々な逆境的な体験の中に生きている子どもたちは、まさに社会のひずみを代表して、身を呈して、代わりに脅威と剥奪の中でサインを出してくれているのだと思います。「虐待の診療」というとき、その子どもの安全と安心の保障はもちろん必要なことですが、根本的に治療をされるべきなのは、虐待という選択を家庭に強いた社会のひずみであるということを忘れてはならないと思います。

　本書の目的は、もちろん読者の皆さんが関わる可能性のある、虐待やネグレクトの被害を受けた子どもたちのケアをより良いものにすることです。今回、読者の皆さんとこのような形でつながり、子どもの権利に基づいたウェルビーイングの保障という共通のフレームを持てたことをとても幸せに思います。私たち一人一人が、子どもたちが過ごす社会、養育者の方々が子どもを産み育てる社会、そして社会のすべての人たちがともに子どもを慈しみ育む社会をつくるための、レジリエンスのピースです。皆さんとともに、自分のこともそっと大切にしながら、誰一人、虐待を受けなくてもいい世界、虐待という選択肢を選ばなくてもいい世界を、子どもを主体的なパートナーとしてともにつくっていけたらと思います。すべての存在が、生まれながらにして歓迎され続けている、そのことをずっと心底信じることができる、そんな未来を一緒に描いていけますように。

山口　有紗

索 引

和 文

【あ行】

愛着 28
愛着障害 68
アウトリーチ 161
アタッチメント 6, 27, 28, 77
アタッチメント形成 61
アタッチメント・調整・能力の枠組み 75
新しい社会的養育ビジョン 18, 65
アダルティズム 147
アドボカシー 18, 134, 143
アドボカシー活動 134
アドボカシージグソー 146, 149
アドボケイト 67, 143
安心感の輪子育てプログラム 129
安全で、安定した、あたたかい関係性と環境 124, 125
意見表明等支援員 143
意見表明等支援事業 143, 150
一時保護 63, 67
一時保護委託 60, 119
一時保護ガイドライン 67
時保護所 67
一次予防 99, 124
居場所 68
医療機関向けの虐待対応啓発プログラム BEAMS
（ビームス）112
医療トラウマ 84
医療における子どもの権利の憲章 85
医療ネグレクト 34, 56, 93
院内虐待対応チーム 13, 98, 101
院内の連携システム 69
インフォーマルアドボカシー 146
ウェルビーイング 2
エコロジカルモデル 5
エビデンスに基づいた政策 15
援助方針会議 64
親子関係形成支援事業 127
親子の相互交流療法 129

【か行】

外傷的ストレス 76
回避症状 79
解離 34
過覚醒症状 79
家族のための代替案としての認知行動療法 75, 130
家庭内暴力 94
眼球運動による脱感作と再処理法 75
観察アプローチ 145
鑑別 54
気分や認知の変化 79
虐待による乳幼児頭部外傷 13, 34, 55, 88, 93, 128
虐待の連鎖 25
虐待防止法 17

逆境体験 36
逆境的な体験 126
教育ネグレクト 34
起立性調節障害 78
記録 97
緊急受理会議 63
ケアする人のケア 81
警告的損傷 90, 93
系統全身診察 57
交感神経 73, 78
肯定的体験 126, 130
凍りつきモード 73
国際セクシュアリティ教育ガイダンス 155
骨折 55, 91
こども家庭支援センター 19
こども家庭センター 118
こども家庭庁 19
こども基本法 19
子ども虐待 8
子ども虐待医学 88
子ども虐待診療の手引き 88
子ども虐待専門医 88
こども虐待による死亡事例等の検証結果等について 158
子ども時代の逆境的体験 34
子ども時代の逆境体験 35
こども大綱 2
こどもの虐待による死亡事例等の検証結果等につい

170

て 116
子どもの権利 3
子どもの権利条約 3
子どもの権利擁護機関 57
子どもの権利擁護ワーキン
　ググループ 143
子どもの貧困対策推進法
　18
コモンセンスペアレンティ
　ング 128
コレクティブ・トラウマ
　37

【さ行】
最善の利益 145, 148
撮影 97
里親 20, 29, 61, 65
里親家庭 65, 68
三次予防 99, 124
死因究明推進基本法 13
ジェノグラム 157
支援者に対するケア 114
自己組織化の障害 80
視床下部―下垂体―副腎
　73
児童虐待対応件数 11
児童虐待防止法 8, 158
児童自立支援施設 65
児童心理治療施設 65
児童相談所 63
児童福祉司 64
児童福祉審議会 67, 143
児童福祉法 17, 98, 118,
　143, 158
児童福祉法改正 65
児童養護施設 65
自閉スペクトラム症 30,

31, 61
死亡事例等の検証 13
社会的処方 68
社会的なモード 73
社会的養護 63, 65
受診券 68
消化・休息モード 73
自立援助ホーム 65
自律神経失調症 78
神経発達 27
神経発達症 23, 24, 30, 31,
　61
神経発達特性 27, 30
人権アプローチ 145
診察 52, 97
身体医学的治療 59
身体的虐待 9, 12, 89
心的外傷後ストレス障害
　79
侵入症状 79
心理司 64, 67
心理的虐待 9, 12, 94
診療報酬 112
診療録 97
ストレス 72
ストレス反応 73
成育基本法 13, 19
性化行動 96
性感染症 58, 96
性器損傷 96
性虐待 57, 95
成長曲線 54, 97
性的虐待 9, 12
性と生殖の健康と権利 154
セーフケア 130
セクシュアルリプロダク

ティブヘルスアンドライ
　ツ 154
セルフアドボカシー 146
全国共通ダイヤル 12
全身骨スクリーニング 92
全身骨撮影 55
早産児 23
早産低出生体重児 24
組織の二次的な傷つき 81
育ちの土台 6
卒前・卒後教育 111
ソマティックエクスペリエ
　ンシング療法 75

【た行】
第三者委員会 67
体罰の禁止 18
代理受傷 81
代理ミュンヒハウゼン症候
　群 57
地域子育て支援拠点事業
　18
地域保健 115
地域連携 44
知的障害 68
知的発達症 23, 24, 31
チャイルド・デス・レビュー
　99
チャイルドライフスペシャ
　リスト 85
注意欠如多動症 30, 61
懲戒権 18
長期曝露療法 75
通告 45, 53, 60, 98
通告の義務 98
通告元 13
逃走・闘争モード 73

索　引

トキシック・ストレス　72, 78, 130
特定妊婦　64, 99
独立／専門アドボカシー　149
トップダウン方式　75
トラウマ　35, 61
トラウマインフォームド　45
トラウマインフォームド・ケア　74
トラウマケアの3つの段階　74
トラウマ症状　79
トラウマに焦点を当てた認知行動療法　74
トラウマに対応したケア　74
トラウマに特化したケア　74
トラウマフォーカスト認知行動療法　129
トリガー　80
トリプルP　129

【な行】
内臓損傷　92
内的作業モデル　28, 29
内的ワーキングモデル　28
ナラティヴ・エクスポージャー・セラピー　75
二次受傷　81
二次予防　99, 124
日本子ども虐待医学会　112
乳児院　65
乳児家庭全戸訪問事業　18
児童養護施設　68

ニューロダイバーシティ　30
人間アプローチ　145
にんしんSOS　153
妊娠葛藤白書　155
ネグレクト　9, 12, 93
ノーヒットゾーン　128

【は行】
ハイリスク・アプローチ　124
パターン痕　90, 91
発達障害　30, 68
発達性トラウマ障害　38
ピアアドボカシー　146
皮下出血　90
非器質性成長障害　56
非指示的アドボカシー　145
守秘義務　64
皮膚外傷　53
皮膚損傷　90
ファミリーホーム　20, 65
フォーマルアドボカシー　146
副交感神経　73, 78
複雑性PTSD　80
福祉司　67
ペアレンティング　126
保健師　64, 115
保護要因　22
母子生活支援施設　65
ポジティブな体験　40, 69
母子手帳　54
ボトムアップ方式　75
ポピュレーション・アプローチ　118, 124
ポリヴェーガル理論　73

【ま行】
マルトリートメント　8
慢性疾患　23, 24
メンタライゼーション　29
問診　52, 97

【や行】
熱傷　53, 91
有害なストレス　72, 130
揺さぶられ症候群　128
養育支援訪問事業　18
要支援児童　64
要保護児童　64
要保護児童対策地域協議会
要保護児童対策地域協議会（要対協）　17, 63, 64, 69, 122
予防　43, 99, 124
予防接種　54

【ら行】
ライフコース　36
リスク要因　22
リプロダクティブヘルス　154
リマインダー　80
レジリエンス　39

数　字

1・2・3次予防　75
Ⅱ型　77
Ⅱ型トラウマ　77
4つのR　75
4つの原則　154
4つの権利　154
6つの主要原則　76

欧　文

Abusive Head Trauma in Infants and Children；AHT　13, 34, 88, 93, 128
ACEs研究　46
Adverse Childhood Experiences；ACEs　35, 51, 126, 130
Alternatives for Families：A Cognitive-Behavioral Therapy；AF-CBT　75, 130
Attachment, Self-Regulation, and Competency；ARC　75
Attention-Deficit／Hyperactivity Disorder；ADHD　30, 31
Autism Spectrum Disorder；ASD　30
CARETM　128
Children's Advocacy Center；CAC　57, 110
Child Death Review；CDR　13, 1399
Child Protection Team；CPT　101, 121
COSP　129
DEFプロトコル　85
DSM-5　30, 76
DV　12, 51, 94, 157
Eye Movement Desensitization and Reprocessing；EMDR　75
Japanese medical society on child abuse and neglect；JaMSCAN　112
JPS-AAPこどもアドボカシー・ワーキンググループ　141
Multidisciplinary Team；MDT　108
Munchausen Syndrome by Proxy；MSBP　57
Narrative Exposure Therapy；NET　75
Parent Child Interaction Therapy；PCIT　129
Positive Childhood Experiences；PCEs　40, 130
Post Traumatic Stress Disorder；PTSD　79
Prolonged exposure Therapy；PE　75
SafeCare®　130
Safe, Stable, Nurturing Relationships；SSNRs　124, 125, 130
SBS　128
Sexual Reproductive Health and Rights；SRHR　154
skeletal survey；SS　92
Somatic Experiencing；SE　75
TEN-4-FACESp　90
Trauma-Focused Cognitive Behavioral Therapy；TF-CBT　75, 129

編者プロフィール

山口　有紗（やまぐち・ありさ）

　小児科専門医・子どものこころ専門医。

　高校中退後、大学入学資格検定に合格し、立命館大学国際関係学部を卒業。約30の国や地域を歴訪。山口大学医学部に編入し、医師免許を取得。東京大学医学部附属病院小児科、国立成育医療研究センターこころの診療部などを経て、現在は子どもの虐待防止センターに所属し、地域の児童相談所などで相談業務に従事している。国立成育医療研究センター臨床研究員、内閣官房こども制作の推進に係る有識者会議委員、こども家庭庁アドバイザーも務める。ジョンズ・ホプキンス大学公衆衛生学修士、英国チークリ・ヨガ認定講師。一児の母。

医師・医療者が知っておきたい子ども虐待

2025 年 3 月 31 日　第 1 版第 1 刷　ⓒ

編著 ………… 山口有紗　YAMAGUCHI, Arisa
発行者 ……… 宇山閑文
発行所 ……… 株式会社金芳堂
　　　　　　　〒606-8425 京都市左京区鹿ケ谷西寺ノ前町 34 番地
　　　　　　　振替　01030-1-15605
　　　　　　　電話　075-751-1111（代）
　　　　　　　https://www.kinpodo-pub.co.jp/
デザイン …… 梅山よし
制作 ………… 合同会社だるま書院　木村香織
印刷・製本 … モリモト印刷株式会社

落丁・乱丁本は直接小社へお送りください. お取替え致します.

Printed in Japan
ISBN978-4-7653-2037-5

JCOPY　＜（社）出版者著作権管理機構　委託出版物＞
本書の無断複写は著作権法上での例外を除き禁じられています. 複写される
場合は, そのつど事前に,（社）出版者著作権管理機構（電話 03-5244-5088,
FAX 03-5244-5089, e-mail: info@jcopy.or.jp）の許諾を得てください.

◉本書のコピー, スキャン, デジタル化等の無断複製は著作権法上での例外
を除き禁じられています. 本書を代行業者等の第三者に依頼してスキャンや
デジタル化することは, たとえ個人や家庭内の利用でも著作権法違反です.

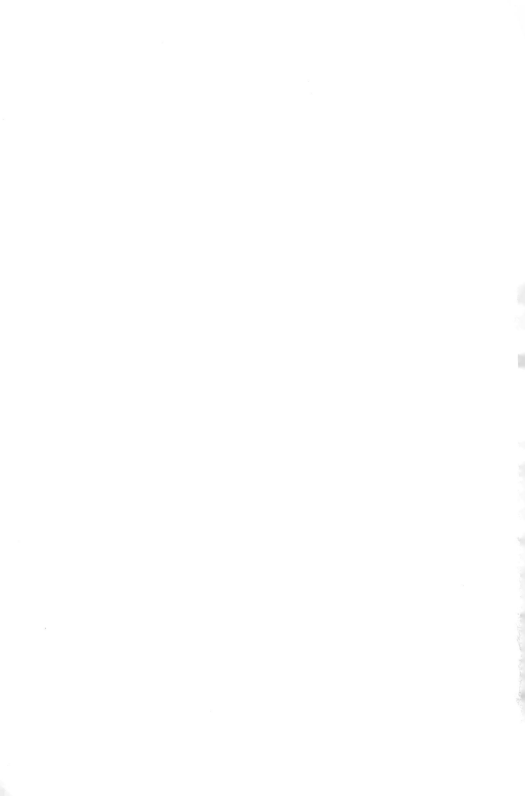